W0289592

Inhaltsverzeichnis

Zuckerfreie Ernährung –
gesund leben ohne Zucker!
90 Rezepte – zuckerfrei, Low Carb, Low Fat,
ohne Kohlenhydrate,
Vegan, Smoothies
Bonus: Lebensmitteltabellen ohne Zucker
Autor – Anna Frei

Vorwort

Das Thema Zucker interessiert mich als Mutter von 2 Kindern extrem. Denn seit ich Kinder habe lege ich noch viel mehr Wert auf gesunde und bewusste Ernährung. Dazu gehört auch der Zuckerkonsum.

Denn es ist einfach unvorstellbar, welch große Rolle dieser in unserer Gesellschaft spielt. Kindern wird ständig etwas Süßes angeboten. Ich kann mich noch erinnern, als ich Kind war. Da war es etwas ganz besonders, wenn wir eine Schokolade bekommen haben oder sonst etwas Süßes. Es war etwas ganz Einzigartiges. Heute gibt es an jeder Ecke, in jedem Geschäft genau auf Augenhöhe der Kinder, in jedem Riegel, in jedem Jogurt usw. sooooo viel Zucker, Zucker, Zucker.

Wenn man sich mit dem Thema ein wenig auseinandersetzt wird einem bewusst, warum eigentlich die ganze Menschheit inzwischen von so vielen Krankheiten befallen ist. Es gibt so viele Zivilisationskrankheiten und man sollte sich schon einmal ernsthaft die Frage stellen, woher diese kommen. Natürlich nicht nur vom Zucker, das ist wohl klar. Aber Zucker spielt auch eine enorm große Rolle, das weiß ich.

Darum habe ich auch dieses Buch mit verschiedenen zuckerfreien Rezepten und Anstöße, wie man Alternativen zum herkömmlichen Haushaltszucker findet, verfaßt. Ich bin der

Meinung, daß man nicht ohne Zucker leben kann, aber man kann sehr wohl einen bewussten Umgang damit finden.

In diesem Buch erwarten Sie 90 hochwertige Rezepte. Vegane Rezepte ohne Kohlenhydrate, zuckerfreie Rezepte mit nur 5 Zutaten, zuckerfreie Rezepte für Desserts und Snacks, vegane zuckerfreie Rezepte, Low Carb und Low Fat Rezepte für Frühstück, Mittag- und Abendessen und noch zuckerfreie Smoothie-Rezepte.

Als Zuckeralternativen habe ich ausschließlich Pflanzliche gewählt und keine synthetisch erzeugte.

Außerdem werden Sie einen Einblick darüber gewinnen, warum der weiße Zucker für unseren Körper so schädlich ist und warum Zucker-alternativen „gesünder“ sind.

Ich wünsche Ihnen nun ganz viel Spaß beim Ausprobieren
Ihre

Anna Frei

Was ist Zucker genau

Als Zucker wird neben verschiedenen anderen Zuckerarten ein süß schmeckendes, kristallines Lebensmittel bezeichnet, das aus Pflanzen gewonnen wird und hauptsächlich aus Saccharose besteht.
Hauptquellen sind Zuckerrohr (Anbau in den Tropen), Zuckerrübe (Anbau in gemäßigten Breiten, zB Mitteleuropa) – so auf Wikipedia zu lesen.

Was Zucker in unserem Körper bewirkt, hat mit seiner chemischen Zusammensetzung zu tun. Er wird grundsätzlich in Einfachzucker (Monosachharide), Zweifachzucker (Disachharide) und Mehrfachzucker(Polysaccharide) eingeteilt. Sie sind Verbindungen aus einem, zwei oder mehreren Zuckermolekülen. Einfachzucker ist Glukose, auch als Traubenzucker bezeichnet. Mehrfachzucker sind in Form von Stärke beispielsweise in Getreide und Obst enthalten. Zucker, den wir umgangssprachlich als solchen bezeichnen, ist ein Zweifachzucker. Laktose ist ebenfalls ein Zweifachzucker.

Zu den Monosacchariden zählt der Traubenzucker und der Fruchtzucker. Beide sind Bestandteil von Honig und Früchten.

Zu den Disaccharosen gehören Malzzucker (Maltose), Milchzucker (Lactose), der in allen

Milchprodukten enthalten ist und der in Zuckerrohr und Zuckerrüben enthaltene Saccharose. Damit der Zweifachzucker in unserem Körper verwertet bzw. verdaut werden kann, muss er erst in Einfachzucker gespalten werden.

Wenn wir Mehrfachzucker in Form von Stärke zu uns nehmen, etwa als Getreideprodukt oder Kartoffel, müssen die verbundenen Zuckermoleküle erst im Verdauungstrakt zerteilt werden. Der Blutzuckerspiegel steigt langsamer an, dafür bleibt man länger satt. Der Einfachzucker Traubenzucker und die Zweifachzucker, zu denen die Saccharose gehört, die wir als “Zucker” bezeichnen, lassen den Blutzuckerspiegel schneller ansteigen. Der Körper muss gegenregulieren und der Blutzuckerspiegel sinkt wieder rasch. Daher bekommen wir schnell wieder Hunger.

Nicht immer steht Zucker drauf, wo Zucker drinnen ist

Zucker hat sehr viele Namen, von denen nur die gängigen zu erkennen sind.

Am öftesten sieht oder hört man:

Glukose (Traubenzucker)
Fruktose (Fruchtzucker)
Laktose (Milchzucker)
Maltose, Maltosesirup (Malzzucker)
Glukose-Fruktose-Sirup
Invertzuckersirup
Ahornsirup
Zuckerrübensirup
Melasse
Honig
Dextrose
Maltodextrin
Fruchtsüße
Agavendicksaft
Apfeldicksaft
Süßmolkenpulver
Raffinose
Karamellsirup
Gerstenmalz/Gerstenmalzextrakt

Nehmen wir jetzt mal als Beispiel ein normales Jogurt, das in es in jedem Geschäft zu kaufen gibt. Hinten drauf steht je 100 g zB 35g Zucker.

Ich bitte Sie machen Sie sich die Mühe und wiegen Sie mal diese Menge auf Ihrer Waage ab und Sie werden völlig erschreckt feststellen, wie viel das in der Realität ist.

Warum Zucker schädlich für unseren Körper ist

Unser Körper benötigt zwar unbedingt Zucker, der künstlich hergestellte Haushaltszucker ist jedoch äußerst schädlich für ihn. Wenn wir jetzt angenommen die Zuckerrübe essen würden, dann nehmen wir neben dem Zucker noch Ballaststoffe, Mineralstoffe, Vitamine usw. zu uns. Wenn wir aber jetzt diese synthetisch hergestellten Zucker dauernd zu uns nehmen, dann vermisst unser Körper diese Stoffe. Er hat keinerlei Vitalstoffe mehr in sich. Er besteht einzig und alleine aus Kohlehydraten, die uns dick und krank machen.

Zu viel Zuckerkonsum belastet unsere Bauspeicheldrüse durch die ständig hohe Insulinproduktion enorm. Es habe sich inzwischen schon sehr viele Zivilisationskrankheiten wie Diabetes, Osteoporose, Bluthochdruck, Karies, Asthma, Multiple Sklerose, diverse Herz-erkrankungen, diverse Autoimmun-erkrankungen, Immunschwäche, Krebs (Krebszellen lieben Zucker), Darmprobleme, Zuckersucht usw.

Natürlicher Zuckerersatz

Ich möchte hier wirklich bewußt nur auf natürlichen Zuckerersatz eingehen, denn ich halte sehr wenig von synthetisch hergestelltem Ersatz jeglicher Art.

Xylit

Er ist in den letzten Jahren enorm populär geworden. Erstens dient er als Zuckerersatz und zweitens ebenso zur Kariesprophylaxe. Da er geschmacksneutral ist passt er zu nahezu jedem Gericht bzw. jedem Getränk.

Xylitol, auch Birkenzucker genannt, ist ein natürlich vorkommender Zuckeralkohol (ist eine Art von „gering" verdaulichen Kohlehydraten – hat gar nichts mit Alkohol im herkömmlichen Sinne zu tun – Zuckeralkohole kommen in der Natur auch in vielen Früchten vor) der sowohl im Menschen innerhalb des Zuckerstoffwechsels, als auch in Pflanzen gebildet werden kann.

Für die Xylit-Herstellung werden Xylanhaltige Pflanzenmaterialien zerkleinert und das Xylan herausgelöst. Meist wird Buchenholz dafür verwendet. Man sollte großen Wert drauf legen, daß das Produkt gentechnikfrei hergestellt wurde! Deshalb bitte unbedingt im Naturkostladen kaufen.

Xylit enthält weitaus weniger Kalorien als der herkömmliche Zucker und wird daher auch sehr oft zum Abnehmen verwendet. Zum Beispiel findet er oft Verwendung in der ketogenen oder Low Carb Ernährung.

Da Zuckeralkohole viel langsamer im Körper aufgenommen werden als herkömmlicher Zucker beeinflusst er auch nicht den Insulinspiegel, da er noch dazu insulinunabhängig im Körper aufgenommen wird. Das heißt, wenn du eine Diät machst oder viel Sport treibst ist Xylit sehr viel besser für deinen Körper als herkömmlicher Zucker.

Außerdem wurden in den letzten Jahren einige Studien darüber gemacht, daß Xylitol sich positiv auf Karies auswirkt. Dies erklärt sich so, daß Zucker den Ph Wert im Mund sauer macht, Xylit nicht. Außerdem hat Xylitol noch eine antibakterielle Eigenschaft. Deshalb kommen sie vermehrt in Kaugummis, Zahnpasten, Mundspülungen usw. vor.

Der einzige Nachteil, der über Xylit bekannt wurde ist, daß wenn zu viel Xylit verspeist wird es zu unangenehmen Blähungen bzw. zu Durchfall kommen kann.

Stevia

Stevia ist ein pflanzlicher Süßstoff, der ebenfalls

den Blutzuckerspiegel nicht verändert, sodaß die Bauspeicheldrüse nicht belastet wird.

Es genügt bereits eine winzige Menge davon um dieselbe Süsskraft wie bei herkömmlichen Zucker zu erreichen. Er ist geschmacksneutral.

Stevia ist gut geeignet für Diabetiker und hilft ebenso, Kariesbakterien zu töten.

Ahornsirup

Das ist ein Eingedickter Saft des Ahornbaumes. Er wurde ursprünglich von den Indianern überliefert, die noch sehr schonende den Saft aus den Bäumen und dann am Holzfeuer eingekocht haben.

Heute werden die Bäume mit Plastikpipelines mit Sammelcontainern verbunden. Der Saft rinnt direkt in Tankwagen, die dann in den Fabriken zu Sirup eingekocht werden.

Der Ahornsiup wirkt sich sehr wohl auf den Blutzuckerspiegel im Körper aus. Er hat einen leicht malzähnlichen Geschmack. Das muss man mögen, daher passt er nicht überall.

Kokosblütenzucker

Ist ein naturbelassener Zucker, der aus dem

Blütennektar der Kokospalme gewonnen wird.

Der Verzehr des Kokosblütenzuckers führt nur zu einem sehr geringen Anstieg des Blutzuckerspiegels, belastet somit auch nur sehr gering unsere Bauchspeicheldrüse.

Er ist ungefähr gleich süß, wie der Haushaltszucker und schmeckt ganz leicht karamellartig.

Palmzucker

Er wird ähnlich wie der Kokosblütenzucker vom Blütennektar gewisser Zuckerpalmen gewonnen. Der Palmzucker beeinflusst unseren Blutzuckerspiegel genauso wenig, wie der Kokosblütenzucker.

In manchen wissenschaftlichen Abhandlungen wird davon gesprochen, daß der Palmzucker hohe Eisennnährwerte und Anteile von Vitamin B in sich haben soll. Es wurde jedoch nicht bestätigt. Wenn das stimmt, würde das vor allem den Veganern zugute kommen.

Da er ebenso ein pflanzlicher Zuckerersatz ist, ist er daher auch sehr zu empfehlen.

Honig

Hier gibt es viele verschiedene Honigarten.

Angefangen von Blütenhonig, Waldhonig, Akazienhonig, Heidehonig, Manuka-Honig und noch einige mehr. Honig gibt es schon seit Jahrtausenden und ist ebenfalls ein sehr natürliches Süßungsmittel.

Ich persönlich finde es ja extrem faszinierend, wie der Honig entsteht und darum bin ich ein Freund von Honig. Er ist jedoch leider nicht so vielseitig einsetzbar, wie andere Arten von Zuckerersatz.

Honig hat eine entzündungshemmende, antibiotische und antiallergische Wirkung.

Datteln

Die Datteln sind von allen Trockenfrüchten die, die am wenigsten Eigengeschmack haben. Sie haben eine sehr hohe natürliche Süße.

Nach der traditionell chinesischen Medizin sind sie stark Blutaufbauend.

Datteln passen sehr gut zu Müsli, Salat, Suppen, manchen Hauptspeisen, natürlich in diversen Desserts und auch zu Smoothies passen sie hervorragend.

Salz

Jetzt werden Sie höchstwahrscheinlich etwas erstaunt sein. Denn schon eine Prise nicht raffiniertes Meersalz kann den die natürliche Süße erheblich verstärken.

Das bedeutet, daß sie anstatt mehr Zucker einfach eine Prise unraffiniertes Meersalz zu Ihren Speisen geben und sie haben mehr Süße.

Welche Rolle spielen Kohlehydrate bei der Ernährung ohne Zucker?

Kohlehydrate dienen unserem Körper zum einen als Energielieferanten, zum anderen als Energiereserven.

Die mit der Nahrung aufgenommenen Kohlenhydratmoleküle müssen im Körper erst in Glukose um- beziehungsweise zu Glukose abgebaut werden. Dieser Prozess beginnt bereits im Mund beim Kauen - die richtige Aufspaltung erfolgt jedoch durch Enzyme im Magen-Darm-Trakt.

Anschließend wird Glukose über das Blut in die Zellen transportiert. Dort wird sie mithilfe von Sauerstoff "verbrannt". Diesen Vorgang nennt man Glykolyse. Bei der Glykolyse entsteht Energie. Wenn der Körper mehr Glykose zur Verfügung hat, als er im Moment verbrauche kann, wird es in der Leber und in den Muskeln gespeichert.

Zweifachzucker wie der Haushaltzucker (Saccharose) kann der Körper sehr schnell in Glukose umwandeln, weil sie nur aus 2 Molekülen besteht. Sie gelangen rasch ins Blut und stehen so dem Körper auch rasch als Energiequelle zur Verfügung - der Blutzuckerspiegel steigt also verhältnismäßig schnell an.

Mehrfachzucker (Polysaccharide), wie die Stärke

bestehen hingegen aus mindestens zehn Kohlenhydratmolekülen. Dementsprechend benötigt der Körper mehr Zeit, um diese Zucker in Glukose umzuwandeln und der Blutzuckerspiegel steigt langsamer.

Zu den wichtigsten Kohlehydraten zählen die Ballaststoffe. Sie sind zwar bei der Energiegewinnung nur wenig relevant dafür für unsere Verdauung. Die Ballaststoffe quellen in unserem Darm auf und sorgen so für eine perfekte Darmperistaltik.

Natürlich spielen Kohlehydrate noch viele weitere wichtige Rollen in unserem Körper, diese Ausführungen würden aber hier wirklich den Rahmen sprengen.

Versteckter Zucker

In vielen Lebensmitteln verstecken sich enorm hohe Mengen Zucker. Daß in Limonaden, Eistees, Sekt und Champagner viel Zucker steckt ist hinlänglich bekannt. In diversen Jogurts ist meisten auch extrem viel Zucker. Meiner Meinung nach ist das nicht mehr unter Gesundes einzustufen, sondern realistischerweise unter Süßes. Überprüft in Zukunft auch Joghurtdrinks und dergleichen.

In den Dosenprodukten oder auch Fertigprodukten, wie Salatsaucen oder Dips wird sehr oft Zucker als Konservierungsmittel verwendet. Dh vermeintlich „gesundes“ Obst wird durch den hohen Zuckeranteil stark beeinträchtigt.

Viel beworbene gesunde Kinderriegel und dergleichen sind auch mit wirklich großer Vorsicht zu genießen. Ich gebe Ihnen auf jeden Fall den Rat immer hinten auf der Verpackung zu lesen, wieviel Zuckeranteil im jeweiligen Produkt ist und dann erkennen sie den wahren Wert eines Lebensmittels.

Ich weiß, ich wiederhole mich: aber macht euch nur einmal die Mühe und nehmt euch ein Joghurt oder eine Dose mit Früchten oder irgendein Getränk, seht nach, wieviel Zucker drauf steht (meist auf 100g) und dann wiegt die Menge mit eurer Küchenwaage heraus – und ich bin mir zu 100% sicher Ihr werdet (negativ) erstaunt sein über die enorm große Menge. Zeigt es auch euren Kindern und euren Frauen und Männern, um auch den Rest der Familie ein wenig bewusster darauf zu machen, in Zukunft besser darauf zu achten, was gegessen und getrunken werden.

Rezepte zum Frühstück

1. Erdbeermarmelade

Dauer: 30 Minuten

Portionen: Für eine Person

Zutaten:
- 500 g Erdbeeren
- 2 TL Agar-Agar
- Stevia

So wird es gemacht:
1. Erdbeeren waschen und große Stücke zerkleinern. Geben Sie alle Erdbeeren in einen Topf und lassen Sie sie solange köcheln, bis die Erdbeeren leicht zerfallen.
2. Geben Sie nun etwas Stevia und das Agar-Agar (laut Packungsanweisung) hinzu und lassen Sie die Masse weitere 10 Minuten köcheln.
3. Nun die Erdbeermasse mit einem Pürierstab pürieren und heiß in Gläser abfüllen.
4. Die Gläser dann auf den Kopf stellen und abkühlen lassen.

Nährwerte für 1 Portion	
Kalorie	50 kcal
Eiweiß	4 g
Kohlenhydrate	27 g
Fett	2 g

2. Bananen-Pfannkuchen

Dauer: 25 Minuten

Portionen: Für eine Person

Zutaten:
- 50 g Mehl
- 30 g Haferflocken
- 1 Ei
- 3 EL Milch
- 2 EL Wasser
- 2 EL Agavendicksaft
- 1 EL Leinsamen
- 1 TL Backpulver
- 1 TL Vanillearoma
- 1 TL Sesamöl
- Salz

So wird es gemacht:
1. Mischen Sie die Leinsamen mit dem Wasser und lassen Sie sie für etwa zehn Minuten andicken.

2. Zerdrücken Sie währenddessen die Banane und geben Sie diese zusammen mit dem Backpulver, dem Salz und dem Agavendicksaft in eine Schüssel.
3. Fügen Sie anschließend das Mehl, die Haferflocken und die Leinsamen hinzu und verrühren Sie alles erneut.
4. Falls der Teig etwas zu dickflüssig geworden ist, können Sie noch etwas Milch hinzufügen.
5. Erhitzen Sie das Sesamöl in einer Pfanne und verteilen Sie portionsweise den Teig auf der Pfanne.
6. Den Teig in der Pfanne für zwei Minuten ausbacken und anschließend wenden. Mit den restlichen Portionen ebenso verfahren. Fertig sind Ihre leckeren Pfannkuchen.

Nährwerte für 1 Portion	
Kalorien	550 kcal
Eiweiß	28 g
Kohlenhydrate	55 g
Fett	19 g

3. Chai Smoothie Bowl

Dauer: 30 Minuten

Portionen: Für eine Person

Zutaten:

- 150 ml Chai Tee
- 4 EL Sojajoghurt
- 3 EL Haferkleie
- 1 Banane
- 1 Dattel
- 10 Mandeln
- 1 TL Chia Samen
- 1 TL Zimt
- ½ TL Muskatnuss
- 1 Prise Ingwer, gemahlen

So wird es gemacht:

1. Eine halbe Banane, Chai Tee, Joghurt, Haferkleie, Muskatnuss und Zimt in einen Mixer geben, pürieren und die Masse für zehn Minuten stehen lassen, anschließend in eine Schale füllen.
2. Nun können Sie die Schale mit Mandeln, Chia Samen und der anderen Hälfte der Banane dekorieren.

Nährwerte für 1 Portion	
Kalorien	450 kcal
Eiweiß	20 g
Kohlenhydrate	40 g
Fett	1 5g

4. Quinoa-Obstsalat

Dauer: 25 Minuten

Portionen: Für drei Person

Zutaten:
- 300 g Mango, gewürfelt
- 300 ml Wasser
- 170 g Quinoa
- 160 g Erdbeeren, gewürfelt
- 150 g Blaubeeren
- 1 Prise Salz
- 1 Limette, Saft
- 2 EL Minzblätter, gehackt
- 3 EL Honig

So wird es gemacht:
1. Wasser, Salz und Quinoa in einen Topf geben und zum Kochen bringen.
2. Für fünf Minuten kochen, und anschließend die Temperatur auf mittlere Hitze reduzieren und für 15 Minuten köcheln lassen.

3. Lassen Sie nun die Qunioa auf Raumtemperatur abkühlen.
4. Währenddessen den Limettensaft, den Honig sowie die Minzblätter zusammen in eine Schüssel geben und verrühren.
5. Nun Quinoa, Obst und Dressing zusammengeben, verrühren und in einer Schüssel verteilen.

Nährwerte für 1 Portion	
Kalorien	480 kcal
Eiweiß	11 g
Kohlenhydrate	90 g
Fett	12 g

5. Joghurtcreme

Dauer: 30 Minuten

Portionen: Für eine Person

Zutaten:

- 50 g Couscous
- 100 ml Milch
- 150 g Joghurt, 1,5 %
- 1 TL Leinsamen
- 1 TL Chia Samen
- Zimt
- Mandelsplitter
- Obst, nach Wahl

So wird es gemacht:

1. Übergießen Sie den Couscous mit heißer Milch, decken Sie anschließend den Couscous ab und lassen es für 10 Minuten ziehen.
2. Vermengen Sie währenddessen den Joghurt mit Leinsamen, Chia Samen und dem Zimt.
3. Schneiden Sie das Obst Ihrer Wahl klein.
4. Geben Sie nun den Couscous in einen Behälter und füllen es mit der Joghurtcreme und dem Obst.
5. Mit den restlichen Zutaten können Sie den Behälter dekorieren.

Nährwerte für 1 Portion

Kalorien	410 kcal
Eiweiß	22 g
Kohlenhydrate	45 g
Fett	10 g

6. Omelett

Dauer: 15 Minuten

Portionen: Für eine Person

Zutaten:
- 6 Eier
- 20 ml Wasser
- 20 ml Milch
- 1 Kugel Mozzarella
- 6 Scheiben Bacon
- 2 Zwiebeln
- 20 g Butter
- Salz

So wird es gemacht:
1. Eier, Wasser, Milch und Salz miteinander vermischen. Die Baconstreifen anbraten.
2. Schneiden Sie nun den Mozzarella in Würfel und die Zwiebeln in Scheiben.
3. In einer Pfanne die Butter zerlassen und die Eiermasse hinzugeben. Kurz anbraten und anschließend die restlichen Zutaten, außer den Bacon, hinzugeben.

4. Wenn die Eiermasse fest geworden ist, wenden und die Bacon hinzugeben.

Nährwerte für 1 Portion	
Kalorien	650 kcal
Eiweiß	55 g
Kohlenhydrate	6 g
Fett	40 g

7. Frühstücksbrei

Dauer: 15 Minuten

Portionen: Für eine Person

Zutaten:

- 150 ml Mandelmilch
- 50 g Quinoa, vorgekocht
- 1 Banane
- 1 Prise Zimt

So wird es gemacht:

1. Quinoa mit Wasser abbrausen und mit der Mandelmilch gemeinsam in einen Topf geben.
2. Die Mischung kurz aufkochen lassen und vom Herd nehmen.
3. Die Banane zerdrücken und zur Mischung geben.
4. Alles gut vermischen und in eine Schüssel geben. Bei Bedarf mit Zimt bestreuen.

Nährwerte für 1 Portion	
Kalorien	510 kcal
Eiweiß	26 g
Kohlenhydrate	12 g
Fett	33 g

8. Schoko-Scones

Dauer: 30 Minuten

Portionen: Für vier Person

Zutaten:

- 250 ml Mandelmehl
- 130 ml Milch
- 120 Chocolate Chips, zuckerfrei
- 40 g Butter
- 2 Eier
- 2 EL Birkenzucker (Xlit)
- 1 TL Backpulver
- Salz
- Kuvertüre, zuckerfrei

So wird es gemacht:

1. Heizen Sie den Backofen auf 160° vor. Mandelmehl, Backpulver, Salz und Birkenzucker in eine Schüssel geben und die Zutaten vermischen.
2. Rühren Sie die Butter und geben Sie die Eier und die Milch hinzu verrühren Sie alles zu einem glatten Teig. Die Chocolate Chips unterheben.
3. Den Teig zu einer Kugel formen und auf einer bemehlten Oberfläche flach drücken.
4. Backen Sie die Scones bei 180° für 15 Minute, bis sie eine bräunliche Farbe annehmen.

5. Nachdem sie leicht abgekühlt sind, mit Kuvertüre bestreichen.

Nährwerte für 1 Portion	
Kalorien	480 kcal
Eiweiß	14 g
Kohlenhydrate	3 g
Fett	40 g

9. Bananen Bowl

Dauer: 15 Minuten

Portionen: Für eine Person

Zutaten:

- 250 g Sojajoghurt
- 1 Banane
- 1 EL Kakaopulver

So wird es gemacht:

1. Den Joghurt mit der Banane und dem Kakaopulver in einen Mixer geben und anschließend die Mischung in eine Schüssel geben.

Nährwerte für 1 Portion	
Kalorien	220 kcal
Eiweiß	11 g
Kohlenhydrate	22 g
Fett	6 g

10. Fitness-Müsli

Dauer: 10 Minuten

Portionen: Für eine Person

Zutaten:

- 300 g Naturjoghurt
- 50 g Haferflocken
- 2 Handvoll Walnüsse
- 1 Apfel
- 1 Banane
- 2 TL Honig

So wird es gemacht:

1. Raspeln Sie den Apfel fein und schneiden Sie die Banane in dünne Scheiben.
2. Geben Sie nun die restlichen Zutaten zu dem Obst und verrühren Sie alles gut.
3. Schmecken Sie zum Schluss das Gericht mit Honig und Stevia ab. Guten Appetit.

Nährwerte für 1 Portion	
Kalorien	450 kcal
Eiweiß	30 g
Kohlenhydrate	70 g
Fett	25 g

Rezepte zum Mittagessen

11. Avocado-Pizza

Dauer: 30 Minuten

Portionen: Für zwei Personen

Zutaten:
- Pizzateig
- 1 Dose Tomaten, gehackt
- 1 TL Kräuter
- Salz und Pfeffer
- 2 Avocados
- Kresse
- Balsamicocreme
- 1 EL Sesam

So wird es gemacht:
1. Mischen Sie die gehackten und Kräuter untereinander und schmecken Sie es mit Salz und Pfeffer ab.
2. Rollen Sie den Pizzateig aus und bestreichen Sie sie mit etwas Tomatensauce.
3. Backen Sie den Teig nach der Packungsanleitung im Ofen.
4. Halbieren Sie in der Zwischenzeit die Avocado und schneiden Sie sie in feine Streifen.

5. Nehmen Sie am Ende der Backzeit die Pizza aus dem Ofen und legen Sie die Avocadoscheiben kreisförmig darauf. Garnieren Sie die Pizza mit Kresse, Sesam und Balsamico.

Nährwerte für 1 Portion	
Kalorien	550 kcal
Eiweiß	10 g
Kohlenhydrate	60 g
Fett	20 g

12. Spinat Salat mit Ziegenkäse

Dauer: 30 Minuten

Portionen: Für eine Person

Zutaten:

- 50 g Quinoa
- 60 g Blattspinat
- ½ Paprika
- 1 Feige, getrocknet oder frisch
- 50 g Ziegenkäse
- 10 g Sonnenblumenkerne
- 1 EL Apfelsaft
- ½ EL Balsamico-Essig
- 1 EL Olivenöl
- ½ EL Senf
- Salz und Pfeffer

So wird es gemacht:

1. Quinoa in der doppelten Menge in Wasser aufkochen und für ca. zehn Minuten garen. Spinat waschen und trocknen. Paprika putzen, waschen und in Streifen schneiden. Feigen würfeln. Ziegenkäse in Scheiben schneiden.
2. Rösten Sie die Sonnenblumenkerne in einer beschichteten Pfanne, bis diese goldbraun sind. Apfelsaft, Essig, Olivenöl und Senf miteinander vermischen und mit Salz und Pfeffer würzen.
3. Spinat, Quinoa, Paprika und Feigen mischen. Ziegenkäse draufgeben. Salat mit Sonnenblumenkernen bestreuen und mit Salz und Pfeffer würzen.

Nährwerte für 1 Portion	
Kalorien	660 kcal
Eiweiß	38 g
Kohlenhydrate	12 g
Fett	45 g

13. Hähnchenfilet

Dauer: 30 Minuten

Portionen: Für zwei Personen

Zutaten:
- 260 g Zucchini
- 4 eingelegte Artischockenherzen
- 2 Hühnerbrustfilets, jeweils 170 g
- 125 ml Hühnerbrühe
- 3 Stile Basilikum
- 2 TL Öl
- Salz und Pfeffer

So wird es gemacht:
1. Den Backofen auf 220° vorheizen.
2. Zucchini waschen, der Länge nach schneiden, salzen und beiseite stellen.
3. Artischocken abtropfen und vierteln. Tomaten in Streifen schneiden.
4. Waschen Sie das Fleisch und trocknen Sie es ab.
5. Schneiden Sie zwei Stück Alufolien auf 30 cm im Quadrat zurecht bepinseln Sie sie mit 1 TL Öl.
6. Legen Sie anschließend die Zucchini mittig darauf. Belegen Sie es mit Fleisch und bestreuen es mit Salz und Pfeffer.
7. Verteilen Sie die Artischocken und Tomaten in die Päckchen verteilen und bei Bedarf erneut würzen.

8. Die Alufolie von allen Seiten hochklappen und die Ecken zu Päckchen zusammendrücken. Oben etwas offen lassen.
9. Die Brühe in die Päckchen geben und nun verschließen.
10. Die Folienpäckchen im Backofen auf einem Backblech ca. 20 Minuten backen.
11. Den Basilikum waschen, abtrocknen und die Blätter grob hacken.
12. Die Alupäckchen aus dem Backofen nehmen und auf den Teller geben. Mit Basilikum bestreut servieren.

Nährwerte für 1 Portion	
Kalorien	500 kcal
Eiweiß	84 g
Kohlenhydrate	5 g
Fett	20 g

14. Radieschen

Dauer: 25 Minuten

Portionen: Für zwei Personen

Zutaten:
- 80 g Harzer Käse
- 1 Bund Radieschen
- 1 Friseesalat
- ½ Gurke
- 1 rote Zwiebel
- 2 EL Sprossen
- 2 Gewürzgurken
- 3 EL heller Balsamicoessig
- 2 EL Gemüsebrühe
- 2 EL Olivenöl
- Salz und Pfeffer

So wird es gemacht:
1. Radieschen waschen, abtrocknen und in dünne Scheiben hobeln.
2. Gurke schälen und in Scheiben schneiden.
3. Salat waschen, trocknen und in fein hacken.
4. Zwiebel schälen, in der Mitte durchschneiden und in dünne Scheiben schneiden.
5. Sprossen waschen und trocknen.
6. Essiggurken in Würfel hacken. Käse in Würfel schneiden.
7. Geben Sie die Gemüsebrühe, das Essig, das Olivenöl, Salz und Pfeffer in eine Schüssel und verrühren Sie alles gut.

8. Alle Zutaten, bis auf den Frieseesalat, vermischen und zu dem Dressing geben.
9. Alles für zehn Minuten ziehen lassen. Bei Bedarf können Sie Nachwürzen.
10. Den Frieseesalat unter den Salat mischen.

Nährwerte für 1 Portion	
Kalorien	182 kcal
Eiweiß	17 g
Kohlenhydrate	4 g
Fett	11 g

15. Puten-Pfanne

Dauer: 20 Minuten

Portionen: Für zwei Personen

Zutaten:

- 1 Fetakäse
- 10 frische Champignons
- 500 g Putengeschnetzeltes
- 2 EL Ajvar (Gesmüsekaviar)
- 4 EL Olivenöl
- Basilikum

So wird es gemacht:

1. Erhitzen Sie Olivenöl in einer Pfanne und geben Sie das Putengeschnetzelte dazu.

Braten Sie das Putengeschnetzelte auf beiden Seiten und reduzieren Sie die Hitze der Herdplatte.

2. Geben Sie die Champignons dazu. Fetakäse zerbröseln, in die Pfanne geben und ihn in vollständig schmelzen lassen.
3. Ajvar unterrühren und mit Salz und Pfeffer abschmecken. Garnieren Sie das Gericht mit Basilikum.

Nährwerte für 1 Portion	
Kalorien	450 kcal
Eiweiß	70 g
Kohlenhydrate	1 g
Fett	20 g

16. Schnitzel mit Pfannengemüse

Dauer: 30 Minuten

Portionen: Für zwei Personen

Zutaten:

- ½ TL Fenchelsaat
- 1 Knoblauchzehe
- 1 Schalotte
- 300 g Zucchini
- 200 g Kirschtomaten
- 100 g Mozzarella
- 2 EL Öl
- 2 Schnitzel a 180 g (je nach Belieben Schweine- oder Putenfleisch)
- Salz, Pfeffer
- 200 ML Möhrensaft
- 130 g Couscous
- 1 TL Butter
- 3 Stiele Basilikum

So wird es gemacht:

1. ½ TL Fenchelsaat im Mörser grob zerstoßen. Knoblauchzehe und Schalotte in feine Scheiben schneiden. 300 g Zucchini waschen, längst vierteln und in 1 cm große Würfel schneiden. Alle Kirschtomaten putzen und halbieren. 100 g Mozzarella in einem Sieb abtropfen lassen.
2. 2 EL Öl in einer großen ofenfesten Pfanne erhitzen. 2 Schnitzel auf beiden Seiten mit

Salz und Pfeffer würzen und im heißen Öl auf jeder Seite goldbraun anbraten. Schnitzel aus der Pfanne nehmen.

3. Schalotten und Knoblauch in derselben Pfanne im heißen Öl glasig dünsten. Zucchini zugeben und anbraten. Tomaten und Fenchel in die Pfanne geben und anbraten. Salz und Pfeffer würzen.
4. Möhrensaft und 1 Prise Salz in einem Topf aufkochen. Komplette Couscous zugeben und zugedeckt 5 Minuten ziehen lassen. 1 Tl Butter unterrühren und mit Salz und Pfeffer abschmecken.
5. Mozzarella in Stücke zupfen. Schnitzel in Pfanne geben und mit Mozzarella belegen. Schnitzel im Backofen unter dem vorgeheizten Backofengrill auf der obersten Schiene kurz gratinieren. Blätter von 3 Stielen Basilikum abzupfen, grob schneiden und über Schnitzel streuen. Schnitzel anschließend mit Couscous servieren.

Nährwerte für 1 Portion	
Kalorien	550 kcal
Eiweiß	70 g
Kohlenhydrate	20 g
Fett	20 g

17. Rinder-Pfanne am Raclette

Dauer: 20 Minuten

Portionen: Für vier Personen

Zutaten:
- 400 g Rinderfilet
- 200 g Feta
- 1 Mango
- 4 EL Öl
- Oregano
- Salz und Pfeffer

So wird es gemacht:
1. Mango waschen und Fruchtfleisch trennen. Fruchtfleisch schälen und in dünne Spalten schneiden. Feta würfeln.
2. Öl und Fleisch vermengen, nach Geschmack mit Salz und Pfeffer würzen und bis zum Essen kalt stellen.
3. Zum Essen Fleisch mit Marinade auf der Bratenplatte des Raclette-Gerätes 4 Minuten unter Wenden braten.
4. Fleisch, Feta und Mangospalten in Raclette-Pfännchen schichten und unter dem heißen Grill 6 Minuten überbacken. Nach Geschmack mit Oregano bestreuen.

Nährwerte für 1 Portion	
Kalorien	250 kcal
Eiweiß	20 g
Kohlenhydrate	6 g
Fett	16 g

18. Avocado – Pasta mit Cocktailtomaten

Dauer: 20 Minuten

Portionen: Für zwei Personen

Zutaten:

- 200 Gramm Vollkornnudeln
- 2 Avocados
- Saft und Schale von einer Limette oder Zitrone
- Basilikumblätter
- 1-2 Knoblauchzehen
- 2 Handvoll Cocktailtomaten
- Salz und Pfeffer

So wird es gemacht:

1. Die Nudeln in leicht gesalzenem Wasser gar kochen und anschließend abseihen.
2. Das Fruchtfleisch der Avocados mit einem Löffel herausschälen und in eine Schüssel geben.

3. Die Limette heiß abwaschen und die Schale abreiben. Anschließend den Saft auspressen. Basilikumblätter mit einem feuchten Tuch vorsichtig abrubbeln und einen Teil davon für später beiseite legen. Die Knoblauchzehen klein schneiden.
4. Nun alles zur Avocado hinzufügen, etwas salzen und pfeffern und so lange pürieren, bis eine cremige Masse entsteht. Die Tomaten halbieren.
5. Die Nudeln mit der Avocado-Creme, den Tomatenhälften sowie dem restlichen Basilikum anrichten und mit Salz und Pfeffer abschmecken.

Nährwerte für 1 Portion	
Kalorien	440 kcal
Eiweiß	10 g
Kohlenhydrate	50 g
Fett	18 g

19. Käse Baguette mit Salami und Mais

Dauer: 30 Minuten

Portionen: Für vier Personen

Zutaten:

- 4 Baguette Brötchen a 75 g, zum Fertigbacken
- 4 Schalotten
- 2 EL Sonnenblumenöl
- 6 EL Tomatenmark
- 80 ML Gemüsebrühe
- Chili-Pulver
- Salz, Pfeffer
- getrockneter Thymian
- Oregano
- 75 g Salami
- 1 Dose Gemüsemais
- 200 g geriebener Käse

So wird es gemacht:

1. Brötchen nach Anweisung der Packung backen. Schalotten schälen und in feine Würfel schneiden. Öl in einem kleinen Topf erhitzen, Schalotten darin anschwitzen. Tomatenmark dazugeben und anbraten. Mit Brühe ablöschen, 10 Minuten köcheln lassen. Mit Chili-Pulver, Salz, Pfeffer, Thymian und Oregano würzen.
2. Salami in dünne Scheiben schneiden. Mais in Sieb geben und abtropfen lassen. Brötchen

der Länge nach halbieren. Mit Soße bestreichen, Salami und Mais darauf verteilen und mit Käse bestreuen. Im vorgeheizten Backofen 200° Umluft für 6 Minuten überbacken.

Nährwerte für 1 Portion	
Kalorien	450 kcal
Eiweiß	15 g
Kohlenhydrate	50 g
Fett	20 g

20. Lamm mit Kürbisreis

Dauer: 20 Minuten

Portionen: Für eine Person

Zutaten:

- 250 g Butternusskürbis, geschält, entkernt, zerkleinert
- 40 g kernlose Oliven
- Oregano
- 130 g Lammgehacktes
- 150 g Rosinen
- ¼ TL gemahlener Zimt
- ¼ TL Salz

So wird es gemacht:

1. Zerkleinern Sie die Kürbisstücke mit einer Küchenmaschine.
2. Kürbis beiseite legen und Oliven in die Küchenmaschine, um sie ganz fein zu zerkleinern.
3. Pfanne erhitzen und Lammhack in Pfanne geben und braten.
4. Anschließend Kürbisreis in die Pfanne dazugeben, sowie Oliven, Oregano, Zimt und Rosinen.
5. 6 Minuten kochen lassen und gelegentlich rühren.
6. Nehmen Sie die Pfanne runter und mischen Sie das Salz unter.

Nährwerte für 1 Portion	
Kalorien	560 kcal
Eiweiß	30 g
Kohlenhydrate	60 g
Fett	25 g

Rezepte zum Abendessen

21. Gefüllte Thunfisch Eier

Dauer: 20 Minuten

Portionen: Für eine Person

Zutaten:
- 2 Eier
- 50 g Thunfisch, im eigenen Saft
- 50 g Mayonnaise
- 1 EL feingehackte Zwiebel und Staudensellerie, je 1 Ei
- Salz und Pfeffer

So wird es gemacht:
1. Gekochtes Ei halbieren und Eigelb entnehmen.
2. Eigelb mit den restlichen Zutaten vermengen, zu einer glatten Masse.
3. Anschließend Masse in die Eierhälfte geben.

Nährwerte für 1 Portion	
Kalorien	250 kcal
Eiweiß	20 g
Kohlenhydrate	4 g
Fett	15 g

22. Fischfilets aus dem Backofen

Dauer: 30 Minuten

Portionen: Für zwei Personen

Zutaten:

- 2 Fischfilets
- 8 Kirschtomaten
- 200 g Fetakäse
- 2 EL Olivenöl
- 2 Knoblauchzehen
- Salz und Pfeffer

So wird es gemacht:

1. Legen Sie zuerst zwei Stück Alufolie auf ein Backblech und platzieren Sie jeweils ein Fischfilet auf eine Alufolie.
2. Beide Seiten mit Salz und Pfeffer würzen.
3. Knoblauch pressen auf Filets verteilen.
4. Tomaten und Fetakäse in Scheiben schneiden und ebenfalls auf Fischfilets verteilen.

5. Alles mit Olivenöl beträufeln.
6. Verschließen Sie die Alufolie gut und backen die Pakete für 30 Minuten bei 200° im Ofen.

Nährwerte für 1 Portion	
Kalorien	450 kcal
Eiweiß	40 g
Kohlenhydrate	5 g
Fett	20 g

23. Salsa Kräuter Fisch Filet

Dauer: 30 Minuten

Portionen: Für zwei Personen

Zutaten:

- 400 g Fischfilet
- 2 rote Paprika
- 600 g Tomaten
- 1 Bund glatte Petersilie
- 4 EL Zitronensaft
- 1 Prise Xylit
- 2 Prisen Cayennepfeffer
- 2 TL Olivenöl
- 1 Bund Dill

So wird es gemacht:

1. Tomaten und Paprika abspülen, putzen und in feine Würfel schneiden.
2. Spülen Sie danach die Petersilie ab und hacken Sie sie fein.
3. Nun die Hälfte des Zitronensafts, Xylit, zerdrücktem Knoblauch, Cayennepfeffer und Olivenöl verrühren.
4. Anschließend Petersilie, Paprika und Tomaten beimischen.
5. Fischfilets abspülen und mit Öl bestreichen.
6. Würzen Sie das Filet mit Pfeffer und braten Sie es in einer heißen Pfanne je 2 Minuten pro Seite an.
7. Fisch mit anderer Hälfte des Zitronensafts würzen und gehackten Dill darüber streuen.

Nährwerte für 1 Portion	
Kalorien	600 kcal
Eiweiß	40 g
Kohlenhydrate	25 g
Fett	35 g

24. Spinat Omelett

Dauer: 25 Minuten

Portionen: Für eine Person

Zutaten:

- 25 ML Milch
- ¼ Prise Muskat
- ¼ Prise Cayennepfeffer
- ¼ Rahmspinat
- 2 Eier
- ¼ Zwiebel
- 100 g Fetakäse
- Etwas Butter

So wird es gemacht:

1. Geben Sie die Eier und die Milch in eine Schüssel und vermengen Sie beide Zutaten. Fügen Sie nun Cayennepfeffer, Muskat, Pfeffer und Salz zu.
2. Dünsten Sie die Zwiebel in einem kleinen Topf mit etwas Öl glasig an.
3. Geben Sie den Spinat zur Zwiebel hinzu.
4. Schneiden Sie nun den Fetakäse in Stücke.
5. Heizen Sie den Backofen auf 200° vor.
6. Erhitzen Sie in einer Pfanne die Butter und füllen Sie die Hälfte der Eiermasse ein. Braten Sie die Masse solange an, bis die Unterseite zu stocken beginnt.

7. Nun warten Sie noch einen Augenblick und geben Spinat und Fetakäse portionsweise auf eine Seite des Omeletts.
8. Nun die Omeletts für 5 Minuten in den Backofen geben und kross backen lassen.

Nährwerte für 1 Portion	
Kalorien	350 kcal
Eiweiß	30 g
Kohlenhydrate	5 g
Fett	20 g

25. Italienische Käse Röllchen

Dauer: 20 Minuten

Portionen: Für zwei Person

Zutaten:

- 6 Scheiben italienischer Schinken, ca. 250 g
- 6 Scheiben Emmentaler, ca. 250 g
- 6 entkernte Oliven
- Petersilie
- 1 EL Öl

So wird es gemacht:

1. Legen Sie die 6 Scheiben Schinken nebeneinander auf die Arbeitsfläche und legen Sie auf jeder Scheibe des Schinkens eine Scheibe Emmentaler.
2. Schneiden Sie nun die Oliven in dünne Scheiben und verteilen Sie diese auf je einer Seite der Scheiben des Schinken-Käse-Duetts.
3. Waschen und trocknen Sie die Petersilie. Die Petersilie nun auf die Oliven geben.
4. Rollen Sie nun den Schinken von der belegten Seite her auf und fixieren Sie die Rolle mit einem Zahnstocher.

Nährwerte für 1 Portion	
Kalorien	500 kcal
Eiweiß	50 g
Kohlenhydrate	5 g
Fett	30 g

26. Grünes Carprese

Dauer: 10 Minuten

Portionen: Für zwei Personen

Zutaten

- 2 Avocados
- 2 große Tomaten
- 1 Handvoll Basilikumblätter
- 2 EL Olivenöl
- 1 EL Balsamico-Essig
- Frisch gemahlener Pfeffer
- Salz

So wird es gemacht:

1. Avocados von Kern und Schale lösen und das Fruchtfleisch in Scheiben schneiden.
2. Die Tomaten waschen und in Scheiben schneiden. Tomate und Avocado abwechselnd auf dem Teller anrichten.
3. Das Basilikum mit einem feuchten Tuch vorsichtig abrubbeln und Avocados und Tomaten damit garnieren.
4. Mit Olivenöl und Balsamico beträufeln und frischem Pfeffer und Salz gewürzt servieren.

Nährwerte für 1 Portion	
Kalorien	200 kcal
Eiweiß	5 g
Kohlenhydrate	5 g
Fett	15 g

27. Zucchini-Spaghetti Bolognese

Dauer: 30 Minuten

Portionen: Für zwei Personen

Zutaten:

- 1 Zwiebel
- 2 Knoblauchzehen
- Olivenöl
- 200 G mageres Rinderhack oder Naturtofu
- 1 Tomate
- 1 große Karotte
- Ein paar Basilikumblätter
- Pfeffer
- 4 EL Tomatenmark
- 100 G passierte Tomaten
- 2 große Zucchini
- Olivenöl

So wird es gemacht:

1. Zwiebel und Knoblauchzehen schälen und klein schneiden. Olivenöl in einer Pfanne erhitzen und die Stücke andünsten.
2. Falls Sie Tofu verwenden, diesen in kleine Stücke schneiden, in eine Schüssel geben und mit einer Gabel zerbröseln. Tofu oder Rinderhack einige Minuten in der Pfanne bei mittlerer Hitze anbraten.
3. Tomate und Karotte klein schneiden und zum Fleisch bzw. Tofu geben. Basilikumblätter mit einem feuchten Tuch vorsichtig abrubbeln, fein hacken und ebenfalls untermengen.
4. Gut pfeffern, Tomatenmark und passierte Tomatenmark zugegeben und 1 Minute köcheln lassen.
5. Zucchini waschen, mit einem Spiralschneider in Spaghetti Form schälen und zur Soße hinzufügen. Kurz anbraten und garnieren.

Nährwerte für 1 Portion	
Kalorien	450 kcal
Eiweiß	30 g
Kohlenhydrate	10 g
Fett	30 g

28. Erbsenpüree

Dauer: 20 Minuten

Portionen: Für zwei Personen

Zutaten:

- 1 Zwiebel
- 1 Knoblauchzehe
- 1 Zitrone
- 250 g Erbsen
- 1 EL Olivenöl
- 4 EL Sojacreme
- 2 Kasseler Scheiben

So wird es gemacht:

1. Zwiebel Schälen und in kleine Stücke zerhacken. Knoblauch schälen und zerhacken.
2. Zitrone schälen und Schale fein abreiben. Zitrone halbieren und eine Hälfte auspressen. Den Zitronensaft beiseite legen.
3. Öl in einer Pfanne erhitzen und die Zwiebel und den Knoblauch kurz anbraten. Erbsen dazugeben und für eine Minute andünsten.
4. In der Zwischenzeit die Kasseler in einer anderen Pfanne anbraten.
5. Nun Wasser, Zitronensaft und Schale der Zitrone dazu geben und alles für zwei Minuten kochen lassen.
6. Sojacreme dazugeben, in ein Gefäß geben und pürieren.

7. Mit Salz und Pfeffer abschmecken und mit Kassler servieren.

Nährwerte für 1 Portion	
Kalorien	370 kcal
Eiweiß	6 g
Kohlenhydrate	55 g
Fett	14 g

29. Thunfischsalat

Dauer: 10 Minuten

Portionen: Für eine Person

Zutaten:

- 70 g Thunfisch
- 2 Oliven, entkernt
- 1 Tomaten
- ¼ Zwiebel
- 100 g Salat
- ½ Karotte
- 1 EL Olivenöl
- Salz und Pfeffer

So wird es gemacht:

1. Karotten waschen, schälen und in kleine Stücke schneiden.

2. Tomaten würfeln. Zwiebel schälen und in dünne Streifen schneiden.
3. Alle Zutaten in eine Schüssel geben. Olivenöl dazugeben und miteinander vermengen. Mit Salz und Pfeffer abschmecken.

Nährwerte für 1 Portion	
Kalorien	150 kcal
Eiweiß	12 g
Kohlenhydrate	1 g
Fett	9 g

30. Nudelsalat

Dauer: 30 Minuten

Portionen: Für eine Person

Zutaten:

- 130 g Nudeln
- ½ Stange Porree
- 3 Eier
- ½ Paprika
- 1 Karotte
- ½ EL Öl
- 50 g Mais
- Salz und Pfeffer

So wird es gemacht:

1. Nudeln waschen und abtropfen lassen.
2. Karotte, Porree und Paprika in kleine Scheiben schneiden.
3. Gemüse in einer Pfanne für 5 Minuten anbraten. Anschließend Eier, Nudeln, Salz und Pfeffer darüber geben.
4. Solange weiter anbraten, bis die Eier vollständig gestockt sind.

Nährwerte für 1 Portion	
Kalorien	565 kcal
Eiweiß	17 g
Kohlenhydrate	44 g
Fett	26 g

Vegane und zuckerfreie Rezepte

31. Baumkuchen

Dauer: 30 Minuten

Portionen: 1 Springform

Zutaten:

- 250 g vegane Margarine
- 250 g Xylit
- 1 Vanilleschote
- 2 Orangen
- 8 EL Ei-Ersatz „No Egg"
- 150 g Mehl
- 100 g Speisestärke
- 3 TL Backpulver
- 150 g Marzipan (es gibt Rohmasse ohne Zucker zu kaufen oder tolle und einfache Rezepte zum selber machen)
- 6 EL Amaretto
- 150 ML Soyatoo Soja-Schlagcreme
- 200 ml White Chocolate Chips mit Xylit

- etwas Kakaopulver

So wird es gemacht:

1. Schneiden Sie zunächst die Vanilleschote auf und kratzen dann anschließend das Mark heraus. Mithilfe eines kleinen Messers geht es viel einfacher. Reiben Sie danach die Schale der Orange und pressen eine Hälfte der Orange aus. Den Orangensaft mit der
2. Margarine, Xylit, 50 ml Soyatoo, der Orangenschale sowie dem Mark vermengen und schaumig schlagen.
3. Teilen Sie das Marzipan in kleine Stücke. Geben Sie das Amaretto in einen Topf und erhitzen Sie es, geben Sie auch die Marzipanflocken dazu und rühren Sie solange, bis eine sämige Masse entsteht.
4. Lassen Sie die Mischung leicht abkühlen und geben Sie danach zur Margarinenmasse dazu und vermengen alles miteinander.
5. Mehl, Speisestärke und Backpulver miteinander mischen und dazu schütten. Den No-Egg Eiersatz mit Wasser aufschlagen bis eine eischneeähnliche Konsistenz erreicht ist. Das Wasser immer nach und nach dazuzugeben.
6. Zuletzt den Eiersatz vorsichtig unterheben und die Masse wieder schaumig schlagen.
7. Den Backofen auf 250 ° Oberhitze einstellen und vorheizen. Den Boden einer Springform mit Backpapier auslegen und eine Lage Teig dünn, etwa 3 mm hoch, darauf verstreichen.

8. Die Lage nur für ca. 3 Minuten backen, dann die nächste Lage in den Ofen geben. Dann wieder für ca. 3 Minuten und eine weitere Lage aufstreichen. Mit dem restlichen Teig weiter so verfahren, bis die gewünschte Höhe erreicht oder die Schüssel leer ist.
9. Nachdem der Baumkuchen leicht ausgekühlt ist, mittig ein Loch ausschneiden.
10. Während des Abkühlens die restliche Soyatoo-Sahne über einem Wasserbad erhitzen und die weißen Chocochips einrühren und schmelzen lassen. Die Ganache abkühlen lassen bis eine streichfähige Konsistenz entstanden ist. Den Baumkuchen damit einstreichen und mit einem Messer glätten. Sie können den Kuchen mit etwas Kakaopulver verzieren.

Nährwerte für 1 Portion	
Kalorien	280 kcal
Eiweiß	5 g
Kohlenhydrate	20 g
Fett	20 g

32. Toffifee

Dauer: 20 Minuten

Portionen: 12 Stück

Zutaten:

- 100 g Xylit
- 50 ml Sojasahne
- 10 vegane Margarine
- 12 Haselnüsse
- 60 g Nougat mit Xylit
- 60 g vegane Schokolade mit Xylit
- 60 g Zartbitterschokolade mit Xylit

So wird es gemacht:

1. Xylit mit Sojasahne in einem Topf unter ständigem Rühren erhitzen, bis die Mischung karamellisiert und braun wird. Die Margarine hinzugeben und das Karamell für etwa 10 Minuten köcheln lassen. Immer wieder umrühren, damit das Karamell nicht anbrennt.
2. Das noch heiße Karamell in die Formen geben. Jede Vertiefung bis zur Hälfte mit Karamell befüllen. Anschließend die Form für 5 Minuten in den Kühlschrank stellen.
3. Die Form aus dem Kühlschrank holen und das Karamell in den Vertiefungen mit dem Finger bis zum Rand hoch andrücken. Pro Karamell-Schale eine Haselnuss hineinlegen.
4. Das Nougat und die vegane Schokolade in einem Wasserbad schmelzen und anschließend die Schalen gleichmäßig damit befüllen. Die Form erneut in den Kühlschrank stellen, bis die die Toffifees fest sind.

Nährwerte für 1 Portion

Kalorien	150 kcal
Eiweiß	2 g
Kohlenhydrate	20 g
Fett	5 g

33. Risottoreis

Dauer: 30 Minuten

Portionen: Für eine Person

Zutaten:

- 2 EL Olivenöl
- 1 kleine Zwiebel
- 1 kleine Knoblauchzehe
- 140 g Risottoreis
- 500 ML Gemüsebrühe
- 300 g Zucchini
- 3 EL Sojarahm
- Salz, Pfeffer
- ½ Bund Basilikum
- 12 Salatblätter
- Olivenöl

So wird es gemacht:

1. Zwiebeln im Olivenöl anschwitzen, Knoblauch kurz mitdünsten, Reis zugeben und glasig dünsten, kurz köcheln lassen, immer wieder heiße Gemüsebrühe zugeben,

so dass der Reis mit Flüssigkeit bedeckt ist, ständig rühren.

2. Zucchini beidseitig kappen und auf einer feinen Reibe reiben, 6 Minuten mit dem Risotto mitkochen, mit Sojarahm und Pfeffer abschmecken. Basilikum unterrühren.
3. Salbeiblätter im Olivenöl braten, als Garnitur verwenden

Nährwerte für 1 Portion	
Kalorien	700 kcal
Eiweiß	11 g
Kohlenhydrate	120 g
Fett	20 g

34. Bratkartoffeln

Dauer: 20 Minuten

Portionen: Für zwei Person

Zutaten:

- Olivenöl
- 600 g Kartoffeln
- Oregano
- 1 kleine Chilischote, in Ringen
- 12 Cherrytomaten
- 12 schwarze Oliven, entkernt
- Fleur de Sel

So wird es gemacht:

1. Kartoffeln waschen. Vierteln.
2. Kartoffeln mit Oregano und Chilischote in Olivenöl für 15 Minuten anbraten. Gegen Ende der Zeit noch Tomaten zugeben und kurz mitbraten, anschließend Oliven zugeben. Mit Fleur de Sel abschmecken.

Nährwerte für 1 Portion	
Kalorien	400 kcal
Eiweiß	13 g
Kohlenhydrate	80 g
Fett	10 g

35. Artischocken-Paste

Dauer: 10 Minuten

Portionen: Für eine Person

Zutaten:

- 150 g in Olivenöl eingelegte Artischockenherzen
- 1 kleine Knoblauchzehe
- ½ Zitrone, Saft
- 2 EL Olivenöl
- 1 EL fein gehackte Petersilie
- 1 EL Minze, fein geschnitten
- Chilischote, fein gewürfelt
- Brot zum Bestreichen oder Eintauchen (Alternativ können auch Gemüsesticks verwendet werden)

So wird es gemacht:

1. Abgetropfte Artischockenherzen mit den übrigen Zutaten zu einer Paste pürieren.
2. Brote mit der Paste bestreichen oder eintauchen

Nährwerte für 1 Portion	
Kalorien	220 kcal
Eiweiß	2 g
Kohlenhydrate	7 g
Fett	27 g

36. Linsen-Suppe

Dauer: 30 Minuten

Portionen: Für eine Person

Zutaten:

- 1 EL Olivenöl
- 1 kleine Zwiebel, fein gewürfelt
- 1 Knoblauchzehe, fein gewürfelt
- 50 g braune Linsen
- 60 g Risottoreis
- ½ L Gemüsebrühe
- 200 g Fleischtomaten
- Pfeffer, Salz
- ½ Bund Petersilie
- Olivenöl

So wird es gemacht:

1. Braune Linsen über Nacht einweichen.
2. Zwiebeln und Knoblauch im Olivenöl anschwitzen, Linsen und Reis dazugeben, mit Gemüsebrühe ablöschen, köcheln lassen, bis die Linsen und der Reis weich sind.
3. Tomaten an der Spitze übers Kreuz einschneiden und in einem Schaumlöffel in kochendes Wasser tauchen, bis sich die Haut löst, unter kaltem Wasser abschrecken. Schälen.
4. Tomatenwürfelchen zur Suppe geben, weitere 10 Minuten köcheln lassen. Mit Pfeffer abschmecken. Petersilie von den Stielen zupfen und grob schneiden, zur Suppe geben. Anrichten. Mit Olivenöl beträufeln.

Nährwerte für 1 Portion	
Kalorien	480 kcal
Eiweiß	19 g
Kohlenhydrate	75 g
Fett	15 g

37. Grüne Erbsensuppe mit Minze

Dauer: 15 Minuten

Portionen: Für zwei Person

Zutaten:

- 800 g grüne Erbsenschoten
- 10 Minzenblättchen
- ½ L Gemüsebrühe
- 2 EL Olivenöl
- Salz und Pfeffer
- Brot zum Bestreichen oder Eintauchen (Alternativ können natürlich auch Gemüsesticks verwendet werden)

So wird es gemacht:

1. Erbsen aus den Schoten lösen.
2. Erbsen, Minze und Gemüsebrühe aufkochen, 3 Minuten kochen lassen, Öl zugeben, pürieren. Mit Salz und Pfeffer abschmecken.

Nährwerte für 1 Portion	
Kalorien	260 kcal
Eiweiß	8 g
Kohlenhydrate	25 g
Fett	13 g

38. Bruschette

Dauer: 15 Minuten

Portionen: Für vier Personen

Zutaten:

- 4 Scheiben Baguette, getoastet
- 6 in Olivenöl eingelegte Artischockenherzen
- 2 Knoblauchzehen
- 8 in Olivenöl eingelegte Dörrtomaten
- 4 EL Olivenöl
- Thymian
- Tomatenscheiben
- Basilikum

So wird es gemacht:

1. Alle Zutaten für die Creme im Mixer gut mischen.
2. Artischocken-Dörrtomaten-Creme auf die Baguette Scheiben verteilen und mit Tomatenscheiben und Basilikum servieren.

Nährwerte für 1 Brötchen	
Kalorien	310 kcal
Eiweiß	7 g
Kohlenhydrate	40 g
Fett	14 g

39. Oatmeal Muffin

Dauer: 20 Minuten

Portionen: Für eine Person

Zutaten:

- 50 g Haferflocken
- 200 ml Mandelmilch
- 1 Banane
- 1 Prise Zimt
- 1 Prise Backpulver
- Stevia oder Xylit oder Honig (je nach Belieben)
- Obst zum Belegen

So wird es gemacht:

1. Haferflocken mit Mandelmilch, etwas Backpulver, Zimt und einer zerdrückten Banane vermischen. Nach Bedarf mit Zuckeralternative abschmecken.
2. Den Teig in eine kleine Muffinform geben. Die Früchte nach Wahl darauf legen und etwa 15 Minuten bei 250 ° backen.

Nährwerte für 1 Muffin	
Kalorien	330 kcal
Eiweiß	9 g
Kohlenhydrate	0,5 g
Fett	18 g

40. Kartoffelpüree

Dauer: 30 Minuten

Portionen: Für eine Person

Zutaten:

- 400 g mehligkochende Kartoffeln
- Wenig Sojarahm
- 4 EL Olivenöl
- Salz, Pfeffer
- 15 Oliven, entkernt, in Ringen

So wird es gemacht:

1. Kartoffel schälen und in Würfelchen schneiden. Im Dampf weich garen. Noch heiß durch die Flotte Lotte drehen oder durch die Kartoffelpresse drücken. Sojamilch und Olivenöl unterrühren, mit Salz abschmecken, Oliven unterrühren.

Nährwerte für 1 Portion	
Kalorien	660 kcal

Eiweiß	8 g
Kohlenhydrate	68 g
Fett	54 g

41. Hummus

Dauer: 30 Minuten

Portionen: Für zwei Personen

Zutaten:

- 300 g Auberginen
- 150 g Paprika
- 100 g Kirschtomaten
- 200 g Kichererbsen
- 150 ml Pflanzenmilch

So wird es gemacht:

1. Schneiden Sie zunächst die Aubergine sowie die Paprika in Scheiben, und dann halbieren Sie die Kirschtomaten nachdem Sie diese gewaschen haben. Das Gemüse können Sie nach Belieben mit Salz und Pfeffer würzen.

2. Geben Sie dann das Gemüse auf ein mit Backpapier ausgelegten Backblech und lassen es im vorgeheizten Backofen für 20 Minuten bei 180 ° backen.
3. Während das Gemüse im Ofen backt, geben Sie die Kichererbsen mit der Pflanzenmilch in einen Mixer und pürieren alles für 40 Sekunden auf mittelhoher Stufe.

Nährwerte für 1 Portion	
Kalorien	72 kcal
Eiweiß	4 g
Kohlenhydrate	10 g
Fett	2 g

Zuckerfreie Rezepte ohne Kohlenhydrate

42. Low Carb Eiweißbrötchen

Dauer: 30 Minuten

Portionen: Für drei Personen

Zutaten:
- 50 g Mandelmehl
- 30 g Sojamehl
- 20 g Leinsamen, geschrotet
- 4 Eiweiß
- 80 g Öl
- 1 TL Guarkernmehl
- 1 Prise Salz
- Wasser

So wird es gemacht:
1. Schlagen Sie das Eiweiß zu Eischnee und geben Sie Öl und etwas Wasser hinzu. Anschließend geben Sie alle restlichen Zutaten zum Eischnee und verrühren die Masse zu einem glatten Teig.
2. Zum Schluss feuchten Sie Ihre Hände leicht an und formen aus dem Teig kleine Brötchen, die Sie für ca. 30 Minuten bei 200 Grad in den Ofen schieben. Die perfekte Alternative zum herkömmlichen kohlenhydrathaltigen Brötchen.

Nährwerte für 1 Brötchen

Kalorien	410 kcal
Eiweiß	14 g
Kohlenhydrate	2 g
Fett	38 g

43. Joghurt Muffins

Dauer: 30 Minuten

Portionen: 12 Muffins

Zutaten:
- 3 Eier
- 80 g Mascarpone
- 250 g Mandeln, gemahlen
- ½ Packung Weinsteinpulver
- 150 g Joghurt
- 1 Prise Salz
- Süßstoff nach Wahl

So wird es gemacht:
1. Den Backofen auf 180 ° vorheizen.
2. Die Eier trennen. Das Eiweiß mit einer Prise Salz steif schlagen. Die restlichen Zutaten in eine Schüssel geben und zu einem glatten Teig verarbeiten. Anschließend das Eiweiß vorsichtig unterheben.
3. Den fertigen Teig auf 12 Muffin-Förmchen verteilen und im vorgeheizten Backofen etwa

20 Minuten backen.

Nährwerte für 1 Muffin	
Kalorien	184 kcal
Eiweiß	8 g
Kohlenhydrate	2 g
Fett	15 g

44. Bohnen-Salat

Dauer: 20 Minuten

Portionen: Für zwei Personen

Zutaten:

- 800 g weiße Bohnen
- 2 rote Paprika
- 1 Gurke
- 1 rote Zwiebel
- Olivenöl
- Kräuter
- Salz und Pfeffer

So wird es gemacht:

1. Schneiden Sie die Zwiebel, die Paprikaschoten und die Gurke in grobe Stücke und hacken Sie die Kräuter klein. Jetzt waschen Sie die Bohnen und lassen diese gut abtropfen.

2. . Anschließend geben Sie alle Zutaten in eine Salatschüssel und vermengen das Ganze miteinander mit etwas Salz und Pfeffer. Zum Schluss geben Sie Rotweindressing oder Olivenöl zum Salat. Wenn man es etwas schärfer mag, kann man auch gerne noch eine Peperoni klein schneiden und dazu geben.

Nährwerte für 1 Portion	
Kalorien	277 kcal
Eiweiß	23 g
Kohlenhydrate	31 g
Fett	2 g

45. Brokkoli mit Schinken und Parmesan

Dauer: 20 Minuten

Portionen: Für vier Personen

Zutaten:

- 1 kg Brokkoli
- 1 Zwiebel
- 225 g Schinken, gekocht
- 1 EL Öl
- 60 ml Hühnerbrühe
- Salz und Pfeffer
- 75 g Parmesankäse, gerieben

So wird es gemacht:

1. Brokkoli waschen, abtropfen lassen und putzen. Röschen von den Stielen schneiden. Dicke Stiele schälen, in Streifen schneiden. Zwiebel schälen, fein würfeln. Schinken in Stücke schneiden.
2. Öl in einer Pfanne erhitzen, Zwiebel und Schinken darin ca. 3 Minuten unter Wenden anbraten. Brokkoli und Brühe dazugeben, vermengen und ca. 2 Minuten köcheln lassen. Mit Salz und Pfeffer abschmecken.
3. Auf Tellern anrichten, mit Parmesan bestreuen.

Nährwerte für 1 Portion	
Kalorien	250 kcal
Eiweiß	4 g
Kohlenhydrate	8 g
Fett	24 g

46. Kohlrabisuppe

Dauer: 30 Minuten

Portionen: Für vier Personen

Zutaten:

- 800 g Kohlrabi
- 800 ml Gemüsefond
- 1 Zwiebel
- 2 Knoblauchzehen
- 200 ml Sahne
- 1 Bund Zitronenmelisse
- Salz und Pfeffer
- 1 EL Butter

So wird es gemacht:

1. Die Zwiebel und den Knoblauch in kleine Würfel schneiden. Dann erst die Zwiebel in Butter hell anschwitzen dann den Knoblauch dazugeben.

2. Den Kohlrabi schälen und in Würfel scheiden dann zu den Zwiebeln geben ganz kurz anschwitzen dann mit dem Fond auffüllen.
3. Den Kohlrabi mit etwas Salz und Pfeffer würzen und weich kochen lassen. Jetzt den Kohlrabi mit einem Zauberstab pürieren dann die Sahne zugeben und nochmal kurz aufkochen lassen
4. Die Zitronenmelisse hacken und zum Schluss zur Suppe geben.

Nährwerte für 1 Portion	
Kalorien	260 kcal
Eiweiß	4 g
Kohlenhydrate	3 g
Fett	16 g

47. Brokkoli-Gorgonzola

Dauer: 30 Minuten

Portionen: Für eine Person

Zutaten:

- 75 g Brokkoli
- 25 g Gorgonzola
- 25 ml Sahne
- 100 ml Gemüsebrühe
- 1 TL Kresse, gehackt

- Salz und Pfeffer

So wird es gemacht:

1. Den Brokkoli säubern, abspülen und in Stücke schneiden. In einenTopf geben und mit der Gemüsebrühe zum Kochen bringen. Den Brokkoli für etwa 10 min. in der Brühe garen.
2. Den Gorgonzola in grobe Stücke schneiden und nach der Garzeit zum Brokkoli geben.
3. Die Sahne hinzugeben und mit einem Pürierstab fein pürieren. Nach Belieben mit Salz und Pfeffer abschmecken.
4. Die fertige Suppe vor dem Verzehr mit der gehackten Kresse garnieren.

Nährwerte für 1 Portion	
Kalorien	180 kcal
Eiweiß	9 g
Kohlenhydrate	3 g
Fett	15 g

48. Tomatensuppe

Dauer: 30 Minuten

Portionen: Für eine Person

Zutaten:

- 200 g Tomaten
- ½ Schalotten
- ½ Knoblauchzehe
- 60 ml Gemüsebrühe
- 5 g Butter
- 1 TL Olivenöl
- 2 Blätter Basilikum
- 1 Prise Xylit
- Salz und Pfeffer

So wird es gemacht:

1. Tomatenhaut am Stielansatz kreuzweise einritzen, kurz in kochendes Wasser tauchen und anschließend mit kaltem Wasser abschrecken. Die Tomaten enthäuten und würfeln.
2. Die Basilikumblätter, die Schalotte und den Knoblauch fein hacken.
3. Die Butter in einen Topf geben, Schalotten- und Knoblauchwürfel dazugeben und andünsten. Nach kurzem Andünsten die Tomatenwürfel hinzufügen, kurz mit anschwitzen und mit der Brühe ablöschen. Das Ganze nun 10 Minuten zugedeckt köcheln lassen.

4. Nach 10 Minuten die Zutaten fein pürieren und anschließend durch ein feines Sieb gießen, um Schalotten-Stückchen und Tomatenkerne zu entfernen.
5. Basilikum hinzugeben und mit Salz, Pfeffer und etwas Xylit abschmecken.
6. Die fertige Suppe auf einen Teller geben und das Olivenöl darüber träufeln.

Nährwerte für 1 Portion	
Kalorien	124 kcal
Eiweiß	3 g
Kohlenhydrate	9 g
Fett	9 g

49. Sahnedessert

Dauer: 10 Minuten
Portionen: Für eine Person

Zutaten:
- 400 g Himbeeren
- 200 g Sahne
- 1 Päckchen Sahnesteif
- Honig
- 3 Minzblätter

So wird es gemacht:
1. Himbeeren unter kaltem Wasser waschen. Gefrorene Himbeeren etwas auftauen lassen.

Anschließend den Großteil der Himbeeren in einem Mixer pürieren und zur Seite stellen. Einige Himbeeren zum Garnieren aufheben.

2. Die Sahne mit dem Handrührgerät und einem Päckchen Sahnesteif bis zu einer festen Masse schlagen. Bei Bedarf etwas Süßstoff oder Honig dazu geben, damit die Sahne etwas süßer schmeckt.
3. Die pürierten Himbeeren zur Sahne geben und kurz miteinander vermischen. Mit den restlichen Himbeeren und den Minzblättern garnieren.

Nährwerte für 1 Portion	
Kalorien	476 kcal
Eiweiß	6 g
Kohlenhydrate	15 g
Fett	35 g

50. Spaghetti Bolognese

Dauer: 25 Minuten

Portionen: Für zwei Personen

Zutaten:

- 500 g Karotten
- 500 g passierte Tomaten
- 30 g Tomatenmark
- 70 g Tofu
- 200 ml Gemüsebrühe
- 80 g Zwiebel
- 1 Knoblauchzehe
- 2 TL Basilikum

So wird es gemacht:

1. Nehmen Sie einen Spiralschneider und verarbeiten Sie damit die Karotten zu Spaghetti und stellen diese erst einmal zur Seite. Nun schälen sowie zerkleinern Sie die Zwiebeln und die Knoblauchzehe.
2. Anschließend geben Sie die passierten Tomaten, Basilikum, Gemüsebrühe sowie den Tofu in einen Topf und lassen das Ganze für 15 Minuten auf mittelhoher Hitze kochen.
3. Danach geben Sie die Karotten-Spaghetti dazu und lassen alles für weitere 5 Minuten auf derselben Hitze köcheln.

Nährwerte für 1 Portion	
Kalorien	286 kcal
Eiweiß	20 g
Kohlenhydrate	30 g
Fett	4 g

Zuckerfreie Rezepte mit 5 Zutaten

51. Kichererbsenbratlinge

Dauer: 20 Minuten

Portionen: Für zwei Personen

Zutaten:

- 200 g Kichererbsen
- 50 g Zwiebeln
- 1 Knoblauchzehe
- 1 TL Kreuzkümmel

So wird es gemacht:

1. Schälen und schneiden Sie die Zwiebeln sowie die Knoblauchzehe in kleine Stücke. Anschließend waschen Sie die Kichererbsen und geben Sie zusammen mit dem zerkleinerten Gemüse und dem Kreuzkümmel in einen Mixer und pürieren alles für 50 Sekunden auf mittlerer Stufe.

2. Nun entnehmen Sie die Bratlingmasse, formen daraus kleine Kugeln, welche Sie anschließend etwas platt drücken, und braten diese in einer Pfanne mit etwas Öl für 5-7 Minuten auf mittelhoher Hitze.
3. Die Bratlinge kann man gut mit dem Rezept auf der Seite 12 kombinieren.

Nährwerte für 1 Portion	
Kalorien	100 kcal
Eiweiß	5 g
Kohlenhydrate	12 g
Fett	2 g

52. Erdnuss-Crepes

Dauer: 25 Minuten

Portionen: Für zwei Personen

Zutaten:

- 6 Eier
- 50 g Eiweißpulver, Geschmack nach Belieben
- 30 g Erdnussöl
- Milch

So wird es gemacht:

1. Die Eier mit dem Eiweißpulver zu einem cremigen Teig verrühren. Geben Sie so viel

Milch zu dem Teig hinzu, dass eine Teigmasse entsteht.

2. Etwas Erdnussöl in die Pfanne geben und gleichmäßig verteilen. Jeweils ca. 2 EL Teig in die Pfanne geben, bis die Crepes goldbraun sind.

Nährwerte für 1 Portion	
Kalorien	405 kcal
Eiweiß	32 g
Kohlenhydrate	2 g
Fett	28 g

53. Spinat Omelett

Dauer: 20 Minuten

Portionen: Für zwei Personen

Zutaten:

- 4 Eier
- 100 Blattspinat, tiefgekühlt
- Gewürz nach Wahl

So wird es gemacht:

1. Spinat im Topf oder Dampfgarer auftauen.
2. Währenddessen die Eier in einer Schüssel aufschlagen und schaumig rühren. Nach Belieben mit Salz, Pfeffer und anderen Gewürzen verfeinern.
3. Den aufgetauten Spinat unter das Ei rühren.
4. Die Ei-Spinat-Mischung in eine beschichtete Pfanne geben und auf hoher Stufe 4 Minuten stocken lassen. Dann das Omelette wenden und von der anderen Seite her ebenfalls anbraten.

Nährwerte für 1 Portion	
Kalorien	330 kcal
Eiweiß	30 g
Kohlenhydrate	5 g
Fett	22 g

54. Blumenkohl Browns

Dauer: 30 Minuten

Portionen: Für vier Personen

Zutaten:

- 450 g Blumenkohl
- 3 Eier
- ½ Zwiebel, gerieben
- 1 TL Salz und Pfeffer
- 100 g Butter

So wird es gemacht:

1. Alle Zutaten in eine Schüssel geben und gut verrühren.
2. Butter in einen Topf geben und die Browns anbraten. Etwas Öl in einer Pfanne erhitzen und die Blumenkohl-Mischung in die Pfanne geben und 5 Minuten bei geringer Hitze anbraten.

Nährwerte für 1 Portion	
Kalorien	330 kcal
Eiweiß	12 g
Kohlenhydrate	9 g
Fett	27 g

55. Bananen-Dessert im Glas

Dauer: 20 Minuten

Portionen: Für eine Person

Zutaten:

- 3 EL Naturjoghurt
- 3 EL Frischkäse
- 1 Banane
- 2 Löffelbiskuits

So wird es gemacht:

1. Frischkäse und Joghurt in einer Schüssel verquirlen.
2. In ein Glas eine Schicht zerkrümelter Löffelbiskuits geben und darauf etwas Creme geben. Eine Banane klein schneiden und als 3. Schicht in das Glas geben. Den Rest der Creme obendrauf geben.

Nährwerte für 1 Portion	
Kalorien	310 kcal
Eiweiß	10 g
Kohlenhydrate	35 g
Fett	11 g

56. Crêpes

Dauer: 25 Minuten

Portionen: Für zwei Personen

Zutaten:

- 100 g Mehl
- 200 ml fettarme Milch

- Öl
- 1 Ei
- Muskat
- Salz

So wird es gemacht:

1. Mehl, fettarme Milch, Öl, Ei und je 1 Prise Salz und Muskat in einer Schüssel zu einem glatten Teig verrühren.
2. 10 Minuten quellen lassen.
3. Öl in einer Pfanne erhitzen. Den Teig portionsweise in die Pfanne geben und jede Seite jeweils einige Minuten anbraten.

Nährwerte für 1 Portion	
Kalorien	310 kcal
Eiweiß	16 g
Kohlenhydrate	39 g
Fett	11 g

57. Heiße Aprikosen

Dauer: 15 Minuten

Portionen: Für zwei Personen

Zutaten:
- 3 große Aprikosen
- Muskatnuss
- 2 EL flüssiger Honig
- Zitronenmelisse

So wird es gemacht:
1. Aprikosen halbieren, entsteinen und mit der Schnittfläche nach oben in eine ofenfeste Form setzen. Mit etwas frisch geriebener Muskatnuss würzen.
2. Honig über den Aprikosen verteilen und im vorgeheizten Ofen bei 250° auf der mittleren Schiene 10 Minuten überbacken. Mit Zitronenmelisse garniert servieren.

Nährwerte für 1 Portion	
Kalorien	350 kcal
Eiweiß	7 g
Kohlenhydrate	52 g
Fett	12 g

58. Champignon Pfanne

Dauer: 25 Minuten

Portionen: Für eine Personen

Zutaten:

- 100 g Champignons
- 100 g Cherrytomaten
- 50 g Rucola
- 80 g Frischkäse
- Salz und Pfeffer

So wird es gemacht:

1. Champignons waschen und vierteln. Tomaten waschen und klein schneiden. Rucola waschen.
2. Champignons in heißem Öl anbraten. Tomaten und Frischkäse hinzugeben. Für fünf Minuten köcheln lassen. Rucola unterheben und kurz garen. Mit Salz und Pfeffer abschmecken.

Nährwerte für 1 Portion	
Kalorien	210 kcal
Eiweiß	14 g
Kohlenhydrate	8 g
Fett	13 g

59. Schokoladenmousse

Dauer: 30 Minuten / 120 Minuten Gefriertruhe

Portionen: Für vier Personen

Zutaten:
- 300 ml Schlagsahne
- 150 g Kuvertüre mit Xylit
- 1 Ei

So wird es gemacht:
1. In einer Schale die Kuvertüre in kleine Stücke brechen. Lassen Sie die Kuvertüre über einem heißen Wasserbad schmelzen.
2. Wenn die Kuvertüre flüssig geworden ist, abkühlen lassen. Das Ei aufschlagen und unter schnellem Rühren unter die Kuvertüre mischen.
3. Schlagen Sie die Sahne steif und rühren Sie sie unter die Kuvertüre. Die Mousse in Gläser oder eine Schüssel füllen und für einige Stunden kalt stellen.

Nährwerte für 1 Portion	
Kalorien	410 kcal
Eiweiß	4 g
Kohlenhydrate	20 g
Fett	35 g

60. Amranth -Himbeer -Schichten

Dauer: 10 Minuten

Portionen: Für Eine Person

Zutaten:
- 40 Gramm gepoppter Amaranth
- 100 Gramm Himbeeren, frisch oder tiefgekühlt
- 1 Prise Zimt
- 100 ML Milch
- Frische Minzblätter

So wird es gemacht:
1. Die Hälfte des Amaranths zusammen mit Himbeeren, Zimt und Milch pürieren. Einen Teil der fertigen Mischung in ein Glas füllen.
2. Als zweite Schichte einen Teil des gepoppten Amaranths hinzufügen. So weiter schichten, bis das Glas vollständig gefüllt ist.
3. Zum Abschluss mit ein paar Himbeeren und frischer Minze garnieren.

Nährwerte für 1 Portion	
Kalorien	250 kcal
Eiweiß	11 g
Kohlenhydrate	35 g
Fett	5 g

Zuckerfreie Desserts

61. Marshmallow Dessert

Dauer: 30 Minuten

Portionen: Für vier Personen

Zutaten:

- 100 g Marshmallow zuckerfrei
- 200 g süße Sahne
- 200 g Creme fraiche
- 1 Dose Pfirsich, halbe
- 1 Vanilleschote, gemahlen

So wird es gemacht:

1. Marshmallows bei geringer Hitze in der Sahne schmelzen lassen. Mit gemahlener Vanilleschote verfeinern. Die Masse auskühlen lassen. 1 Dose Pfirsiche abtropfen lassen, bei auf zwei Hälften alle pürieren.
2. Die Marshmallowmasse mit dem Handmixer aufschlagen und die Creme fraiche unterrühren. Zwei Drittel der Creme in 4 Gläser füllen.
3. Das Pfirsichpüree über der Creme verteilen und die restliche Creme über der Pfirsichschicht aufteilen. Mit Pfirsichstückchen garnieren.

Nährwerte für 1 Portion	
Kalorien	310 kcal
Eiweiß	3 g
Kohlenhydrate	27 g
Fett	20 g

62. Quark mit Kokos

Dauer: 10 Minuten

Portionen: Für zwei Personen

Zutaten:
- 150 g Speisequark
- 4 EL Sahne
- 2 EL Kokosflocken, in Butter geröstet
- ½ Mango, gewürfelt
- 1 Maracuja

So wird es gemacht:
1. Mango schälen, in Scheiben schneiden und würfeln. Einige Stücke beiseite stellen.
2. Die Maracuja halbieren und das Fruchtfleisch zusammen mit dem Quark, der Sahne, den gerösteten Kokosflocken, dem Zucker und den gewürfelten Mango Stücken in einer Schale verrühren.
3. In Dessertschalen aufteilen und mit den restlichen Mangos und gerösteten

Kokosflocken garnieren.

Nährwerte für 1 Portion	
Kalorien	250 kcal
Eiweiß	12 g
Kohlenhydrate	23 g
Fett	15 g

63. Süße Kugeln

Dauer: 10 Minuten

Portionen: 15 Kugeln

Zutaten:

- 12 EL Quinoa
- 150 g Datteln
- 2 EL Orangensaft
- 2 EL Cashewnüsse, gerieben
- 2 EL Erdmandelmus
- 3 EL Agavendicksaft
- 1 TL Zimtpulver
- Kakaopulver

So wird es gemacht:

1. Sämtliche Zutaten in eine Schüssel geben und zu einer homogenen Masse vermischen. Mit feuchten Händen zu Kugeln formen und in Kakaopulver wenden.

Nährwerte für 1 Kugel	
Kalorien	110 kcal
Eiweiß	5 g
Kohlenhydrate	16 g
Fett	2 g

64. Vanille-Pudding

Dauer: 20 Minuten

Portionen: Für zwei Personen

Zutaten:

Für die Chia-Creme:

- 6 EL Chia Samen
- 450 ml Reismilch
- 2 EL Agavendicksaft
- ½ TL Vanille, gemahlen

Für die Mangoschicht:

- 1 Mango

Für das Topping:

- 150 g Erdbeeren
- 10 g Pistazien, geschält, ungesalzen

So wird es gemacht:

1. Chia-Samen in eine Schüssel geben. Reismilch, Agavendicksaft und Vanille dazugeben und mit einem Schneebesen verrühren. Im Kühlschrank 15 Minuten quellen lassen.
2. Währenddessen die Mango schälen und der Länge nach aufschneiden. Das Fruchtfleisch abschneiden und mit einem Pürierstab pürieren.
3. Erdbeeren waschen, abtropfen lassen und den Strunk entfernen. Pistazien grob hacken.
4. Mangopüree in 2 Gläser geben, die Chia-Creme darüber verteilen und mit Erdbeeren und Pistazien toppen.

Nährwerte für 1 Portion	
Kalorien	710 kcal
Eiweiß	20 g
Kohlenhydrate	120 g
Fett	15 g

65. Schokoladenpralinen

Dauer: 15 Minuten / 60 Minuten im Kühlschrank

Portionen: 12 Kugeln

Zutaten:
- 100 g Speisequark
- 100 g Frischkäse
- 1 EL Kokosöl
- 2 EL Mandelöl
- ½ TL Vanillepulver
- 1 TL Xylit
- 12 Himbeeren
- 1 Tafel Zartbitterschokolade mit Xylit

So wird es gemacht:
1. Den Speisequark, das Kokosöl, das Mehl, die Vanille, den Frischkäse und das Xylit in einer Schüssel gut miteinander verrühren.
2. Nun kleine Kugeln formen und in jede Kugel eine Himbeere stecken.
3. Die Zartbitterschokolade im Wasserbad schmelzen. Anschließend die Kugeln mit der Schokolade überziehen und für eine Stunde in den Kühlschrank stellen.

Nährwerte für 1 Praline	
Kalorien	45 kcal
Eiweiß	2 g
Kohlenhydrate	1 g
Fett	3 g

66. Crossies

Dauer: 15 Minuten

Portionen: Für zwei Person

Zutaten:

- 100 g Xylit Schokolade
- 2 TL Stevia
- 50 g Kokosraspeln
- 50 g Kokosflocken
- 1 EL Kokosöl

So wird es gemacht:

1. Das Kokosöl und die Schokolade in einem Wasserbad schmelzen lassen. Währenddessen 2 EL Stevia unterrühren.
2. Die flüssige Masse vom Wasser nehmen und die Kokosbestanteile untermischen.
3. Ein Backblech mit Backpapier auslegen und mit einem Löffel die Masse in geringen Mengen darauf verteilen.

4. Die Crossies anschließend in der Tiefkühltruhe abkühlen und aushärten lassen.

Nährwerte für 1 Portion	
Kalorien	490 kcal
Eiweiß	5 g
Kohlenhydrate	8 g
Fett	35 g

67. Protein-Schnitte

Dauer: 30 Minuten

Portionen: Für drei Personen

Zutaten:

- 200 g Frischkäse, light
- 15 g Backkakao, zuckerfrei
- 3 Eier
- 5 g Süßungsmittel
- 50 g Eiweißpulver, Geschmack nach Wahl
- 250 g Speisequark
- Zimt
- Wasser

So wird es gemacht:

1. Eier trennen. Frischkäse mit Eigelb, Kakao und Süßungsmittel mixen. Eiweiß steif schlagen und unter Kakaomasse heben.
2. Kakaomasse auf einem Backpapier gleichmäßig verteilen und mit einem Backblech für 15 Minuten bei 200° in den Ofen geben.
3. In der Zwischenzeit Speisequark mit Wasser und Eiweißpulver zu einer Quarkmasse verrühren.
4. Kakaomasse aus dem Ofen nehmen und abkühlen lassen. Vom Backpapier lösen und mit der Quarkmasse bestreichen. In beliebig große Stücke schneiden.

Nährwerte für 1 Portion	
Kalorien	350 kcal
Eiweiß	45 g
Kohlenhydrate	8 g
Fett	13 g

68. Zimtkugeln

Dauer: 25 Minuten

Portionen: 10 Kugeln

Zutaten:

- 250 g Pekannüsse
- ½ TL Zimt
- 10 Datteln, entkernt
- ½ TL Meersalz

So wird es gemacht:

1. Den Backofen auf 180° vorheizen und ein Backblech mit Backpapier auslegen. Die Datteln für 15 Minuten in warmem Wasser aufweichen und dann abschütten.
2. Alle Zutaten anschließend zu einem Teig verkneten und damit kleine Kugeln formen. Diese Bälle dann auf dem Backblech verteilen und im Ofen für 10 Minuten backen.

Nährwerte für 1 Kugel	
Kalorien	160 kcal
Eiweiß	1 g
Kohlenhydrate	15 g
Fett	12 g

69. Veganer Pudding

Dauer: 20 Minuten

Portionen: Für eine Person

Zutaten:

- ½ Avocado

- 1 Banane
- 4 EL Pflanzenmilch
- 1 EL Haferflocken
- 2 TL ungesüßtes Kakaopulver
- 2 EL Kokosraspeln
- Frische Minzblätter

So wird es gemacht:

1. Das Fruchtfleisch mit einem Löffel aus der Avocado schaben und in eine Schüssel geben.
2. Die Banane schälen, in kleine Stücke schneiden und zusammen mit den restlichen Zutaten zur Avocado hinzufügen. Alles mit einem Pürierstab zu einer cremigen Masse verarbeiten.
3. Den Pudding einige Stunden im Kühlschrank kühlen. Anschließend anrichten und nach Wunsch mit Kokosraspeln und Minze garnieren.

Nährwerte für 1 Portion	
Kalorien	410 kcal
Eiweiß	4 g
Kohlenhydrate	24 g
Fett	27 g

70. Obstsalat mit Orangen-Chia-Sirup

Dauer: 10 Minuten

Portionen: Für zwei Personen

Zutaten:

- 3 Orangen
- 1 Prise Zimt
- 1 EL Chia-Samen
- 2 EL Agavendicksaft
- 1 Banane
- 1 Apfel
- 1 Kiwi
- 200 Gramm Weintrauben
- 100 Gramm Erdbeeren
- Frische Minzblätter

So wird es gemacht:

1. Zwei Orangen auspressen und mit Zimt, Chia-Samen und Agavendicksaft in einem Glas verrühren und zur Seite stellen.
2. Banane, Orange, Apfel und Kiwi schälen und in kleine Stückchen schneiden. Die restlichen Früchte waschen und ebenfalls klein schneiden.
3. Die Früchte in einer Schüssel mischen und mit dem Sirup übergießen. Zum Schluss mit frischer Minze garnieren.

Nährwerte für 1 Portion	
Kalorien	340 kcal
Eiweiß	5 g
Kohlenhydrate	76 g
Fett	3 g

Zuckerfreie Rezepte Snacks

71. Mini – Zucchini – Pizzen

Dauer: 20 Minuten

Portionen: Für zwei Personen

Zutaten:

- 2 Zucchini
- 150 ML passierte Tomaten
- 1 TL Oregano
- Salz und Pfeffer
- 1 Handvoll Champignons
- 50 Gramm Mais
- Feta, nach Belieben
- Frische Basilikumblätter

So wird es gemacht:

1. Die Zucchini waschen und in 0,5 cm dicke Scheiben schneiden, den Backofen auf 180° vorheizen.
2. Die Zucchinischeiben auf ein mit Backpapier ausgelegtes Backblech legen und etwa 5 Minuten im Ofen backen.
3. Die passierten Tomaten mit Oregano, Salz und Pfeffer gut vermengen. Champignons säubern und in kleine Stücke hacken.
4. Die Zucchinischeiben mit der Tomatensoße bestreichen und abwechselnd mit Champignons, Mais und nach Belieben mit Feta belegen.
5. Weitere 10 Minuten im Ofen backen. Herausnehmen und nach Belieben mit etwas Salz und Pfeffer würzen. Mit Basilikumblättern garnieren und servieren.

Nährwerte für 1 Portion	
Kalorien	250 kcal
Eiweiß	5 g
Kohlenhydrate	20 g
Fett	5 g

72. Haferflocken-Pfannkuchen

Dauer: 15 Minuten

Portionen: Für eine Person

Zutaten:
- 100 Haferflocken
- 1 Banane
- 1 Ei
- 50 ml Milch
- 1 TL Zimtpulver
- Butter

So wird es gemacht:
1. Zerdrücken Sie die Banane zu einem Brei. Die Haferflocken mit einem Pürierstab mahlen.
2. Alle Zutaten in eine Schüssel geben. Vermischen Sie alles gut, bis eine homogene Masse entsteht. Geben Sie etwas Butter in einer Pfanne und geben Sie portionsweise den Teig in die Pfanne. Lassen Sie die Pfannkuchen so lange braten, bis sie jeweils goldbraun gebrannt sind.

Nährwerte für 1 Portion	
Kalorien	600 kcal
Eiweiß	26 g
Kohlenhydrate	80 g
Fett	20 g

73. Schokotasse

Dauer: 5 Minuten

Portionen: Für eine Person

Zutaten:

- 3 EL Mehl
- 3 EL Milch
- 1 ½ EL Kakaopulver
- 3 TL Sonnenblumenöl
- 2 TL Xylit
- 1 TL Agavendicksaft
- ½ TL Backpulver
- 1 Prise Salz

So wird es gemacht:

1. Alle Zutaten in eine Schüssel geben und miteinander gut verrühren.
2. Geben Sie den Teig anschließend in eine große Tasse.

3. Geben Sie nun die Tasse für eine Minute in die Mikrowelle.

Nährwerte für 1 Portion	
Kalorien	420 kcal
Eiweiß	6 g
Kohlenhydrate	35 g
Fett	20 g

74. Milchreis

Dauer: 30 Minuten

Portionen: Für zwei Personen

Zutaten:

- 500 ml Milch
- 120 g Milchreis
- 1 EL Butter
- 1 Vanilleschote
- 1 EL Xylit

So wird es gemacht:

1. Geben Sie die Butter und den Reis in einen Topf und lassen den Reis anschwitzen.
2. Milch, Vanillemark und Xylit hinzufügen und kurz aufkochen lassen.

3. Reduzieren Sie die Hitze des Herdes und lassen Sie den Reis köcheln.

Nährwerte für 1 Portion	
Kalorien	260 kcal
Eiweiß	12 g
Kohlenhydrate	30 g
Fett	10 g

75. Dinkelwaffeln

Dauer: 20 Minuten

Portionen: Für zwei Personen

Zutaten:

- 150 g Dinkelmehl
- 150 ml Milch
- 60 g Butter
- 2 Eier
- 1 TL Backpulver
- Ahornsirup

So wird es gemacht:

1. Geben Sie alle Zutaten in eine Schüssel und verrühren Sie alles miteinander.
2. Geben Sie nun die Waffeln in ein Waffeleisen und backen Sie es aus.

Nährwerte für 1 Portion	
Kalorien	650 kcal
Eiweiß	25 g
Kohlenhydrate	55 g
Fett	36 g

76. Chai Pudding

Dauer: 15 Minuten / Eine Nacht

Portionen: Für sechs Personen

Zutaten:

- 4 Datteln, gehackt
- 2 Bananen
- 30 g Backkakao
- 400 ml Kokosmilch
- 1 Prise Vanille, gemahlen
- 40 g Chia Samen

Für die Dekoration:

- 1 Banane
- 2 EL Kokosraspeln

So wird es gemacht:

1. Geben Sie die Datteln, die Bananen, das Kakao, die Kokosmilch und die Vanille in einen Mixer und mixen Sie alle Zutaten.

2. Füllen Sie die Flüssigkeit in eine Schüssel und fügen die Chia Samen hinzu.
3. Die Schüssel abdecken und über Nacht in den Kühlschrank stellen. Schon ist Ihr Pudding fertig. Guten Appetit.

Nährwerte für 1 Portion	
Kalorien	200 kcal
Eiweiß	3 g
Kohlenhydrate	10 g
Fett	15 g

77. Frosting

Dauer: 5 Minuten

Portionen: Für drei Personen
Zutaten:

- 1 Avocado
- 30 g Kakao
- 70 g Ahornsirup
- 2 TL Kokosöl
- ½ TL Vanilleextrakt
- 1 TL Zimt

So wird es gemacht:

1. Avocado schälen, entkernen und in Stücke schneiden. In einen Mixer geben und pürieren.
2. Geben Sie die restlichen dazu und rühren Sie die Masse cremig.

3. Sie können das Frosting im Kühlschrank aufbewahren.

Nährwerte für 1 Portion	
Kalorien	230 kcal
Eiweiß	3 g
Kohlenhydrate	31 g
Fett	14 g

78. Aprikose Mandel

Dauer: 10 Minuten

Portionen: Für 15 Kugeln

Zutaten:

- 50 g Sonnenblumenkerne
- 50 g Mandeln
- 150 g Aprikose
- 1 TL Honig

So wird es gemacht:

1. Alle Zutaten zerkleinern und in eine Schale geben. Den Honig unterrühren und die Masse erneut gut verrühren. Formen Sie nun kleine Kugeln.

Nährwerte für 1 Kugel	
Kalorien	60 kcal
Eiweiß	2 g
Kohlenhydrate	9 g
Fett	3 g

79. Schokoladenkekse

Dauer: 25 Minuten

Portionen: 25 Kekse

Zutaten:

- 30 g Backkakao
- 2 Eier
- 30 g Butter
- 100 g Erythrit
- 60 g Mandelmehl
- 60 g Mehl
- 1 TL Backpulver
- ¼ TL Vanille, gemahlen

So wird es gemacht:

1. Heizen Sie den Ofen auf 180° vor.

2. Kakaopulver mit heißem Wasser zu einer dicken Flüssigkeit vermischen. Butter und Erythrit verrühren, Eier dazugeben und die Masse leicht cremig aufschlagen. Ein Blech mit Backpapier belegen.
3. Die beiden Mehle und Backpulver dazugeben und alles zusammen mit der Kakaomasse verrühren. Kleine Portionen auf das Backblech geben.
4. Die Kekse anschließend für 15 Minuten backen.

Nährwerte für 1 Keks	
Kalorien	40 kcal
Eiweiß	2 g
Kohlenhydrate	6 g
Fett	3 g

Smoothies

80. Ananas Smoothie

Dauer: 5 Minuten

Portionen: Für eine Person

Zutaten:

- 2 Gläser Ananassaft zuckerfrei
- 1 Banane
- 1 Birne

- 300 ml Buttermilch

So wird es gemacht:

1. Schälen Sie die Banane. Geben Sie die geschälte Banane, die Birne, die Buttermilch und den Ananassaft in einen Mixer und lassen die Masse fein pürieren.

Nährwerte für 1 Portion	
Kalorien	480 kcal
Eiweiß	14 g
Kohlenhydrate	90 g
Fett	2 g

81. Erdbeer-Mango Smoothie

Dauer: 5 Minuten

Portionen: Für eine Person

Zutaten:

- 100 g Erdbeeren
- 200 g Mango
- 200 ml Limettensaft

So wird es gemacht:

1. Entfernen Sie den Stunk der Erdbeeren. Geben Sie die Erdbeeren, die Mangos und den Limettensaft in einen Mixer und lassen

die Masse fein pürieren.

Nährwerte für 1 Portion	
Kalorien	210 kcal
Eiweiß	2 g
Kohlenhydrate	65 g
Fett	2 g

82. Heidelbeer-Smoothie

Dauer: 10 Minuten

Portionen: Für eine Person

Zutaten:
- 1 Banane
- 1 Apfel
- 20 Heidelbeeren
- 150 ml Orangensaft

So wird es gemacht:
1. Banane schälen, in kleine Stücke schneiden und in den Mixer geben. Apfel schälen, entkernen, in kleine Stücke schneiden und in den Mixer geben. Restliche Zutaten in den Mixer geben und für 2 Minuten pürieren.

Nährwerte für 1 Portion	
Kalorien	210 kcal

Eiweiß	3 g
Kohlenhydrate	47 g
Fett	1 g

83. Grüner Smoothie

Dauer: 10 Minuten

Portionen: Für eine Person

Zutaten:

- 180 g Mango
- ½ Apfel
- 1 Handvoll Pflücksalat
- 1 Handvoll Babyspinat
- 250 ml Kokoswasser
- 1 EL Chia Samen

So wird es gemacht:

1. Apfel waschen, schneiden und Kerne entfernen. Mango schälen und Fruchtfleisch vom Kern entfernen. Beides in den Mixer geben.
2. Restliche Zutaten in den Mixer geben und fein pürieren.

Nährwerte für 1 Portion	
Kalorien	270 kcal
Eiweiß	6 g

Kohlenhydrate	70 g
Fett	4 g

84. Ananas-Smoothie

Dauer: 5 Minuten

Portionen: Für eine Person

Zutaten:

- 100 ml Buttermilch
- 100 ml Wasser
- 30 g Ananas
- 20 g Mandeln
- 1 Spritzer Zitronensaft
- Süßstoff

So wird es gemacht:

1. Alle Zutaten einfach in einen Mixer geben und ca. 1-2 Minuten fein pürieren.

Nährwerte für 1 Portion	
Kalorien	170 kcal
Eiweiß	8 g
Kohlenhydrate	8 g
Fett	11 g

85. Erdbeer-Mandel-Smoothie

Dauer: 5 Minuten

Portionen: Für eine Person

Zutaten:

- 80 g Erdbeeren, tiefgekühlt
- 1 EL Eiweißpulver, Geschmack nach Belieben
- 1 EL Mandelmus
- 230 ml Kräutertee
- 3 Eiswürfel
- Süßstoff nach Belieben

So wird es gemacht:

1. Alle Zutaten in einen Mixer geben und für 2 Minuten pürieren. Nach Belieben Süßen, in ein Glas füllen und genießen.

Nährwerte für 1 Portion	
Kalorien	200 kcal
Eiweiß	13 g
Kohlenhydrate	7 g
Fett	12 g

86. Buttermilch-Espresso

Dauer: 5 Minuten

Portionen: Für eine Person

Zutaten:

- 150 ml Buttermilch
- 150 g Speisequark
- 2 Espresso
- 2 TL Eiweißpulver, Vanille oder Schokolade
- 1 Prise Zimt
- 100 ml Wasser
- Süßstoff nach Belieben

So wird es gemacht:

1. Alle Zutaten in einen Mixer geben für 2 Minuten pürieren. Die Masse in ein Glas geben, Eiswürfel hinzufügen und kühl genießen.

Nährwerte für 1 Portion	
Kalorien	270 kcal

Eiweiß	49 g
Kohlenhydrate	14 g
Fett	2 g

87. Pfirsich-Smoothie

Dauer: 5 Minuten

Portionen: Für eine Person

Zutaten:

- 200 ml Sojamilch
- 1 EL Eiweißpulver
- 1 EL Leinsamen, geschrotet
- ½ EL Walnussöl
- 50 g Pfirsich
- Süßstoff nach Belieben

So wird es gemacht:

1. Alle Zutaten in einen Mixer geben und für 2 Minuten pürieren. Nach Belieben Süßen, in ein Glas füllen und genießen.

Nährwerte für 1 Portion	
Kalorien	246 kcal
Eiweiß	18 g
Kohlenhydrate	10 g
Fett	14 g

89. Smoothie mit Nüssen

Dauer: 5 Minuten

Portionen: Für eine Person
Zutaten:

- 1 EL Leinsamen
- 1 TL Flohsamenschalen
- 1 EL Mandeln, gemahlen
- 1 EL Walnusskerne, gemahlen
- ½ Pfirsich
- 2 EL Joghurt
- 230 ml Mandelmilch
- Süßstoff nach Belieben

So wird es gemacht:

1. Pfirsich entkernen und das Fruchtfleisch in Würfel schneiden. Zusammen mit den restlichen Zutaten in einen Mixer geben und für 2 Minuten pürieren.

Nährwerte für 1 Portion	
Kalorien	348 kcal

Eiweiß	14 g
Kohlenhydrate	14 g
Fett	26 g

90. Erdbeer-Joghurt-Shake

Dauer: 5 Minuten

Portionen: Für eine Person

Zutaten:

- 100 g Mascarpone
- 100 g Joghurt
- 60 g Erdbeeren, tiefgekühlt
- 1 EL Eiweißpulver, Erdbeere
- 1 TL Flohsamenschalen
- 50 ml Wasser
- Süßstoff nach Belieben

So wird es gemacht:

1. Alle Zutaten in einen Mixer geben und für 2 Minuten pürieren. Die Masse in ein Glas geben und genießen.

Nährwerte für 1 Portion	
Kalorien	465 kcal
Eiweiß	21 g
Kohlenhydrate	11 g
Fett	37 g

Zusammenfassung

Der Konsum von herkömmlichem Haushaltszucker muss drastisch eingeschränkt werden, wenn Sie auf Dauer gesund bleiben wollen. Es gibt viele Alternativen, die sehr viel gesünder und besser für unseren Körper sind.

Sie werden sehen, wenn Sie sich bewusster um Ihre Ernährung kümmern und mehr darauf achten, was auf den verschiedenen Verpackungen steht, denn werden Sie sich in Zukunft vitaler, schneller und vor allen Dingen gesünder fühlen.

Lebensmitteltabelle ohne Zucker

Abkürzungen: **KH** = Kohlenhydrate, **Z** = Zucker, **B** = Ballaststoffe

Symbole in Spalte "Z" (Zucker): 0 = Lebensmittel ohne Zucker

+ = Zucker in geringen Mengen enthalten (ohne ernährungsphysiologische Bedeutung)

MILCH, MILCHPRODUKTE & KÄSE

Lebensmittel	Portion	g	KH	Z	B
Crème fraîche, 30 % Fett	1 EL	15 g	+	+	0
Crème fraîche, Crème double, 40 % Fett	1 EL	15 g	+	+	0
Kaymak Schichtsahne, 23 % Fett, Gazi		30 g	1	0	0
Saure Sahne, 10 % Fett	1 EL	15 g	+	+	0
Saure Sahne, 20 % Fett	1 EL	15 g	+	+	0
Saure Sahne, 21 % Fett, Monolith	1 EL	15 g	+	+	0
Süße, geschlagene Sahne, 40 % Fett	1 EL	15 g	+	+	0
Butter		20 g	+	+	0
Arla Kaergarden ungesalzen, Arla, 75 % Fett		20 g	+	+	0
Arla Kaergarden Balance ungesalzen, 50 % Fett		20 g	+	+	0
Leichte Butter, Du darfst, 39 % Fett		20 g	+	+	0
Kräuterbutter, 73		20	+	+	0

% Fett		g			
Frischkäse, Halbfettstufe, 20 % F. i. Tr.	1 EL	30 g	1	0	0
kiri Joghurt, Frischkäse, Bel		20 g	0	0	0
kiri Kräuter mit Joghurt verfeinert		20 g	0	0	0
Tulum, türkischer Nomadenkäse, 45 % F. i. Tr., Gazi		30 g	+	+	0
Yumak Örgü, türkischer Zopfkäse, 40 % F. i. Tr., Gazi		30 g	+	+	0
Ziegenfrischkäse, Bio, 40 % F. i. Tr. Andechser natur		30 g	2	+	+
Zottarella Rolle leicht		30 g	+	+	k.A.
Allgäuer Hartkäse, 50 % F. i. Tr.		30 g	0	0	0
Alpenländer Butterkäse, Bio, 50 % F. i. Tr.		50 g	0	0	0
Appenzeller, SO Appenzeller Käse GmbH (Schweiz)		30 g	0	0	0
Arla Esrom, Arla	1 Scheibe	21 g	+	+	0
Arla Esrom leicht	1 Scheibe	21 g	+	+	0
Arla Bergbauern Emmentaler	1 Scheibe	25 g	+	+	0
Arla Bergbauern Bergkäse	1 Scheibe	25 g	+	+	0
Arla Finello Pastakäse		25 g	+	+	0
Finello Light		25 g	1	+	0
Babybel, rot, 12 %, Bel		20 g	+	+	0

Mini Babybel, rot	20 g	+	+	0
Mini Babybel, light	20 g	+	+	0
Mini Babybel, Emmentaler Art	20 g	+	+	0
Bavaria Blu „Der Würzige“, Bergader	30 g	+	+	0
Bavaria Blu „Der Milde“	30 g	+	+	0
Bergader Almkäse „cremig-würzig“, Bergader	30 g	+	+	0
Bergader Almkäse „cremig-mild“	30 g	+	+	0
Bergblumenkäse, Bio, 50 % F. i. Tr., Andechser	30 g	0	0	0
Bergkäse, 50 % F. i. Tr.	30 g	0	0	0
Bioländer, 50 % F. i. Tr., Andechser natur	30 g	0	0	0
Brie, 45 % F. i. Tr.	30 g	0	0	0
Brie, Rahmstufe, 50 % F. i. Tr.	30 g	+	+	0
Brie, Doppelrahmstufe, 70 % F. i. Tr.	30 g	0	0	0
Butterkäse, Vollfettstufe, 45 % F. i. Tr.	30 g	0	0	0
Butterkäse, Rahmstufe, 50 % F. i. Tr.	30 g	0	0	0
Butterkäse, Doppelrahmstufe, 60 % F. i. Tr.	30 g	0	0	0

Lebensmittel	Portion	g	KH	Z	B
Castello Höhlenkäse Classic, Arla	1 Scheibe	25 g	+	+	0
Castello Höhlenkäse leicht	1 Scheibe	25 g	+	+	0
Camembert, 30 % F. i. Tr.		30 g	0	0	0
Camembert, Fettstufe, 40 % F. i. Tr.		30 g	0	0	0
Camembert, Vollfettstufe, 45 % F. i. Tr.		30 g	+	+	0
Camembert, Rahmstufe, 50 % F. i. Tr.		30 g	+	+	0
Camembert, Doppelrahmstufe, 60 % F. i. Tr.		30 g	0	0	0
Camembert, Doppelrahmstufe, 70 % F. i. Tr.		30 g	0	0	0
Chester, Cheddar, 50 % F. i. Tr.		30 g	0	0	0
Danablu, dänischer Edelpilzkäse, 50 % F. i. Tr.		30 g	+	+	0
Edamer, 10 % F. i. Tr.		30 g	0	0	0
Edamer, Dreiviertelfettstufe, 30 % F. i. Tr.		30 g	0	0	0
Edamer, Fettstufe, 40 % F. i. Tr.		30 g	0	0	0

Edamer, Vollfettstufe, 45 % F. i. Tr.		30 g	0	0	0
Edamer, der milde, Du darfst	1 Scheibe	21 g	0	0	0
Edelpilzkäse, Vollfettstufe, 45 % F. i. Tr.		30 g	0	0	0
Edelpilzkäse, Doppelrahmstufe, mind. 65 % F. i. Tr.		30 g	0	0	0
Emmentaler, 45 % F. i. Tr.		30 g	0	0	0
Erzinca Kashkaval, türkischer Weichkäse, Baktat		30 g	+	+	0
Esrom, 45 % F. i. Tr.		30 g	0	0	0
Feta aus Schafsmilch, Vollfettstufe		30 g	+	+	0
Gorgonzola, 55 % F. i. Tr.		30 g	0	0	0
Gouda, 40 % F. i. Tr.		30 g	0	0	0
Gouda, Vollfettstufe, 45 % F. i. Tr.		30 g	0	0	0
Gouda, Du darfst, Dreiviertelfettstufe, 30 % F. i. Tr.	1 Scheibe	18 g	0	0	0
Gruyère, 45 % F. i. Tr.		30 g	0	0	0
Hand-, Harzer-, Mainzer		30	0	0	0

Käse, 0,5 % F. i. Tr.		g			
Havarti, Dänischer Tilsiter, 45 % F. i. Tr., Arla		30 g	+	+	0
Hirtenkäsewürfel, in Öl, 45 % F. i. Tr., Gazi		100 g	+	+	0
Klosterkäse, 60 % F. i. Tr.		30 g	0	0	0
Kürbiskern-Karotten-Käse, 50 % F.i.Tr, Söbbeke		30 g	0	0	k.A.
Leerdammer Original, 45 % F. i. Tr., Bel	pro Scheibe	20 g	0	0	0
Leerdammer Léger, 17 % Fett	pro Scheibe	20 g	0	0	0
Leerdammer Yoghu, mit Joghurt	pro Scheibe	20 g	0	0	0
Limburger, Allgäuer Stangenkäse, 20 % F. i. Tr.		30 g	0	0	0
Limburger, Fettstufe, 40 % F. i. Tr.		30 g	0	0	0
Limburger, Rahmstufe, 50 % F. i. Tr.		30 g	0	0	0
Maasdamer, 45 % F. i. Tr.		30 g	0	0	0
Maasdamer, 30 % F. i. Tr., Du darfst	1 Scheibe	21 g	0	0	0
Maasdamer, Weight Watchers	1 Scheibe	20 g	0	0	0
Mondscheinkä		3	+	+	+

se, Bio, 50 % F. i. Tr., Andechser Natur		0 g			
Münsterkäse, 45 % F. i. Tr.		30 g	0	0	0
Parmesan, 45 % F. i. Tr.		30 g	0	0	0
Parmesan, gerieben	1 geh. EL	20 g	0	0	0
Provolone, 50 % F. i. Tr.		30 g	0	0	0
Raclettekäse, 48 % F. i. Tr.		30 g	0	0	0
Räucherkäse, 50 % F. i. Tr.		30 g	0	0	0
Romadur, 20 % F. i. Tr.		30 g	0	0	0
Romadur, Dreiviertelfettstufe, 30 % F. i. Tr.		30 g	0	0	0
Romadur, Fettstufe, 40 % F. i. Tr.		30 g	0	0	0
Romadur, Vollfettstufe, 45 % F. i. Tr.		30 g	0	0	0
Romadur, Rahmstufe, 50 % F. i. Tr.		30 g	0	0	0
Romadur, Doppelrahmstufe, 60 % F. i. Tr.		30 g	0	0	0
Roquefort, 50 % F. i. Tr.		30 g	0	0	0

Lebensmittel	Portion	g	KH	Z	B
Schafkäse, türkischer Weichkäse, 50 % F. i. Tr., Gazi		30 g	0	0	0
Schafkäse, Halbfettstufe, 20 % F. i. Tr.		30 g	+	+	0
Schafkäse, Dreiviertelfettstufe, 30 % F. i. Tr.		30 g	2	+	0
Schafkäse, Vollfettstufe, 45 % F. i. Tr.		30 g	+	+	0
Schafkäse, Doppelrahmstufe, 60 % F. i. Tr.		30 g	+	+	0
Steinbuscher, 45 % F. i. Tr.		30 g	0	0	0
Steinbuscher, Vollfettstufe, 50 % F. i. Tr.		30 g	0	0	0
Steppenkäse, 45 % F. i. Tr.		30 g	0	0	0
Stilton blue, mind. 60 % F. i. Tr.		30 g	0	0	0
Tilsiter, 60 % F. i. Tr.		30 g	0	0	0
Tilsiter, Vollfettstufe, 45 % F. i. Tr.		30 g	0	0	0
Tilsiter, Fettstufe, 40 % F. i. Tr.		30 g	0	0	0
Tilsiter, Du darfst, Dreiviertelfettstufe, 30 % F. i. Tr.		21 g	0	0	0
Vacherin, 50 % F. i. Tr.		30 g	0	0	0
Weight Watchers,		20 g	0	0	0

Gouda jung, 30 % F. i. Tr.				
Weight Watchers, Maasdamer	20 g	0	0	0
Weinkäse, 60 % F. i. Tr.	30 g	0	0	0
Weißlacker, 50 % F. i. Tr., 30 g	30 g	0	0	0
Ziegen-Alpenkäse, Bio, 45 % F. i. Tr., Andechser natur	30 g	+	+	+
Ziegen-Butterkäse, Bio, 48 % F. i. Tr.	30 g	+	+	+
Ziegencamembert, Bio, 50 % F. i. Tr.	30 g	+	+	+
Ziegenweichkäse, 50 % F. i. Tr., Gazi	100 g	+	+	0
Käsefondue	250 g	5	+	+

MILCHERSATZPRODUKTE

Butter, MinusL		20 g	+	+	0
Kaffeesahne Riegel, 10 % Fett, MinusL	1 Portion	10 g	+	+	0
Bärlauch Käse, Heirler		30 g	+	+	+
Butterkäse Scheiben, 45 % Fett, MinusL		30 g	+	+	0
Camembert, 45 % Fett, MinusL		50 g	+	+	0
Emmentaler Scheiben, 45 % Fett, MinusL		30 g	+	+	0
Emmentaler, Heirler		30 g	+	+	+
Gouda Scheiben, 48 % Fett, MinusL		30 g	+	+	0
Griechischer Hirtenkäse, 48 % Fett, MinusL		30 g	+	+	0
Kräuterbutter, MinusL		20 g	1	+	+
Kräuterkäse, Heirler		30 g	+	+	+
Reis Kochcreme Cusine, 8 % Fett, Alpro	2 EL	30 g	+	0	+
Rucola-Käse, Heirler		30 g	+	+	+
Soja Fit Bio Crème, Berief	1 EL	15 g	+	+	+
Soja Kochcreme Cusine light, 5 % Fett	2 EL	30 g	1	+	+
SojaDream, bio, Vitaquell	1 EL	15 g	1	+	+
SojaDrink, Natur, bio, ohne, Zucker + Salz, Vitaquell	1 Glas	200 ml	0	0	2
Wie Frischkäse Kräuter		30 g	3	+	+
Wie Frischkäse, Heirler		30 g	3	+	+
Ziegenkäse, Heirler		30 g	+	+	+

GEMÜSE, HÜLSENFRÜCHTE, KRÄUTER UND PILZE

Artischocken, Konserve	50 g	1	+	4
Austernpilze	200 g	0	0	12
Bambussprossen, Konserve, abgetropft	100 g	1	+	2
Basilikum, Dill, Oregano, Petersilie	5 g	+	+	+
Birkenpilze	200 g	+	+	13
Bohnen, weiß, Konserve, abgetropft	100 g	10	+	2
Brennnessel	50 g	1	+	2

GEMÜSE, HÜLSENFRÜCHTE, KRÄUTER UND PILZE

Lebensmittel	Portion	g	KH	Z	B
Broccoli-Röschen, TK, Eismann		165 g	3	+	5
Brunnenkresse		25 g	1	+	1
Butterpilze		200 g	1	+	9
Champignons, Konserve, abgetropft		25 g	+	+	1
Hallimasch		200 g	+	+	11
Kerbel, Schnittlauch		5 g	+	+	+
Kichererbsen, Konserve, gegart, abgetropft		100 g	4	+	2
Kidneybohnen, Konserve, abgetropft		100 g	15	+	9
Linsen, Konserve, abgetropft		100 g	5	+	1
Morcheln, Speisemorcheln		200 g	1	+	14
Olive, grün, mariniert	ca . 10 Stück	30 g	1	+	1
Oliven, schwarz, „griechische Art“	ca . 10 Stück	30 g	1	+	1
Pfifferlinge, getrocknet		25 g	1	+	12
Pfifferlinge, Konserve, abgetropft		25 g	+	+	1
Pfifferlinge, Rehlinge, Eierschwämme		200 g	+	+	7
Radieschen	4 Stück	20 g	+	+	+
Reizker		200 g	+	+	11
Rosmarin, Salbei		5 g	+	+	+
Rotkappen		200 g	1	+	9
Saubohnen, Konserve, abgetropft		100 g	7	+	7
Sauerampfer		50 g	1	+	1
Sojaeiweiß, texturiert (Fleischersatz)		100 g	+	+	17
Spinatsaft		200 g	1	+	+
Thymian		5 g	+	+	+
Tofu		100 g	2	+	0
Tofu, gebraten		125 g	5	0	2
Trüffel		5 g	+	+	1
Weiße Bohnen, Konserve, abgetropft		100 g	7	+	7

KARTOFFELPRODUKTE

Gnocchi		200 g	42	+	4
Kartoffelpuffer, Reibekuchen	3 Stück	150 g	38	+	4
Kroketten, zubereitet	1 Stück	20 g	5	+	-

OBST

Tamarinde, Sauerdattel		25 g	14	+	1

PFLANZLICHE FETTE UND ÖLE

Argan-Öl	1 EL	12 g	0	0	(
Becel classic, Streichfett 45 %, Unilever		10 g	0	0	(
Becel leicht Streichfett 30 %, Unilever		10 g	0	0	(
Distel-, Safloröl	1 EL	12 g	0	0	(
Du darfst, Die Leichte mit Joghurt		10 g	0	0	(
Erdnussöl	1 EL	12 g	0	0	(
Frittierfett		100 g	0	0	(
Halbfettmargarine, 40 % Fett		10 g	0	0	(
Haselnussöl	1 EL	12 g	0	0	(
Kakaobutter		25 g	0	0	(
Kokosfett, Palmkernfett		25 g	0	0	(
Kokosöl nativ, bio, Vitaquell	1 EL	12 g	0	0	(
Kürbiskernöl	1 EL	12 g	0	0	(
Lätta original, Unilever		10 g	0	0	(
Leinöl	1 EL	12 g	0	0	(
Maiskeimöl	1 EL	12 g	0	0	(

PFLANZLICHE FETTE UND ÖLE

Lebensmittel	Portion	g	KH	Z	
Mandelöl	1 EL	12 g	0	0	(
Margarine		10 g	0	0	(
Margarine, Diätmargarine		10 g	0	0	(
Olivenöl	1 EL	12 g	0	0	(
Olivenöl, Livio Gewürztes Pflanzenöl Chilli, Kölln	1 EL	12 g	0	0	(
Palmöl	1 EL	12 g	0	0	(

Rama (70 %), Unilever		10 g	0	0
Rapskernöl	1 EL	12 g	0	0
Rapskernöl, bio, Vitaquell	1 EL	12 g	0	0
Sesamöl	1 EL	12 g	0	0
Sojaöl	1 EL	12 g	0	0
Sonnenblumenöl	1 EL	12 g	0	0
Sonnenblumenöl, Sonne und Olive, Thomy	1 EL	12 g	0	0
Traubenkernöl	1 EL	12 g	0	0
Vitazell Margarine, Vitaquell		10 g	0	0
Walnussöl	1 EL	12 g	0	0
Walnussöl, geröstet, kaltgepresst, Vitaquell	1 EL	10 g	0	0
Weizenkeimöl	1 EL	12 g	0	0

NÜSSE & SAMEN

Buchweizen, geröstet, Monolith		25 g	17	+
Erdnusskerne, geröstet, gesalzen	1 TL	5 g	+	+
Johannisbrotkernmehl		25 g	2	0
Kürbiskerne	1 EL	15 g	+	+
Kürbiskerne, geröstet, gesalzen, Seeberger		30 g	2	+
Leinsamen, ungeschält	1 EL	20 g	2	+
Macadamianüsse		20 g	1	+
Mohnsamen	1 EL	10 g	4	+
Pinienkerne		50 g	4	+
Sesamsamen	1 EL	10 g	1	+

BROTAUSFSTRICHE UNDSTREICHFETTE

Brotaufstrich Champignon, Le Parfait		25 g	2	+
Brotaufstrich Cornichon, Le Parfait		30 g	2	+
Brotaufstrich Kichererbse Ingwer, Alnatura		30 g	4	0
Brotaufstrich, Kräuter der Provence, biozentrale		30 g	3	+
Butterschmalz	1 gestr. EL	10–12 g	0	0
Gänseschmalz	1 gestr. EL	10–12 g	0	0

Herzhafter Aufstrich Curry-Grünkern, Tartex		30 g	4	0
Pastete Champignon, Tartex		30 g	4	+
Pastete Senf-Rucola, Tartex		30 g	2	+
Sardellenpaste	1 geh. TL	10 g	1	0
Schweineflomen, Bauchfett		10 g	0	0
Schweineschmalz	1 gestr. EL	15 g	0	0
Sesampaste (Tahin), Baktat		10 g	2	0
Soja Fit, Brotaufstrich, Art Pfälzer Leberwurst, Berief		30 g	2	+
Soja Fit, Brotaufstrich, Pikant, Berief		30 g	1	+

GETREIDE UND MEHLE

Amaranth		20 g	13	+
Buchweizen, geschält		20 g	14	+
Buchweizen, Vollkornmehl		20 g	14	+
Dinkel		20 g	12	+
Dinkel, Mehl Typ 630		20 g	14	+
Gerste		20 g	13	+

GETREIDE UND MEHLE

Lebensmittel	Portion	g	KH	Z
Gerste, Graupen		20 g	14	+
Gerste, Grütze		20 g	13	+
Gerste, Vollkornmehl		20 g	14	+
Grünkern, geschrotet		20 g	13	+
Grünkern, Mehl		20 g	15	+
Grünkern, Vollkornmehl		20 g	13	+
Hafer, entspelzt		20 g	11	+
Hafer, Flocken, zart		10 g	6	+
Hafer, Flocken, kernig		10 g	6	+
Hafer, Grütze, gegart		20 g	4	+
Hafer, Kleie		6 g	4	+

Hafer, Mehl	20 g	14	+
Hirse, geschält	20 g	14	+
Hirse, Mehl	20 g	15	0
Hirse, Vollkornflocken	12 g	8	+
Mais Grieß, Polenta	20 g	15	+
Mais, Mehl	20 g	13	+
Mais, Stärke, Mondamin, Maizena	20 g	17	0
Quinoa, roh	15 g	9	0
Reis, poliert, roh	30 g	23	+
Reis, parboiled, roh	30 g	24	+
Reis, Naturreis, Vollkornreis, roh	30 g	22	+
Reis, Mehl	20 g	16	+
Reis, Stärke	20 g	17	0
Roggen	20 g	12	+
Roggen, Flocken	10 g	6	+
Roggen, Keime	12 g	2	+
Roggen, Vollkornmehl, Roggenbackschrot, Type 1800	20 g	12	+
Sago, Tapioka, Cassava	20 g	17	0
Sojamehl, vollfett	15 g	+	+
– Schrot	10 g	+	+
Sonnenblumenkernmehl, teilweise entfettet	20 g	5	+
Weizen	20 g	12	+
Weizen, Bulgur	20 g	14	+
Weizen, Couscous	20 g	14	+
Weizen, Grieß	20 g	15	+
Weizen, Kleie	6 g	1	+
Weizen, Mehl, Type 405	20 g	14	+
Weizen, Mehl, Type 550	20 g	14	+
Weizen, Mehl, Type 812	20 g	14	+
Weizen, Mehl, Type 1050	20 g	14	+
Weizen, Stärke	20 g	1	+

		7	
Weizen, Vollkornflocken	10 g	6	+
Weizen, Vollkornmehl, Type 1700	20 g	12	+
Weizen, Wildreis, roh	30 g	22	+

BROT UND MÜSLI

Dinkel Vielkorn Müsli, Erbacher	50 g	29	+
Knäckebrot, Weizen	12 g	9	+
Knäckebrot, leicht	6 g	4	+
Leinsamenbrot	40 g	16	+
Rosmarin-Focaccia, TK, Eismann	55 g	23	+
Saaten Knäcke, Alnatura	15 g	8	+
Sechskornbrot	45 g	19	+

BROT UND MÜSLI

Sechskornbrot, Mehrkorn-Vollkornbrot	45 g	18	+
Sechskornbrot, Weizenvollkornbrot	45 g	16	+
Weizenschrotbrot	40 g	19	+
Laugenbrezel, Laugenbrötchen (mit Salz)	50 g	28	+

TEIGWAREN UND BEILAGEN

Couscous, mit Butter	150 g	39	+
Glasnudeln	75 g	25	0
Naturreis, Vollkornreis	150 g	41	+
Nudeln, Teigwaren mit Ei, roh	50 g	35	+
Nudeln, in Salzwasser gekocht	150 g	26	+
Nudeln, Vollkorn, roh	50 g	30	+
Nudeln, Vollkorn, in Salzwasser gekocht	150 g	36	+
Nudeln, Teigwaren ohne Ei	50 g	36	+
Nudeln, in Salzwasser gekocht	150 g	37	+
Quinoa	150 g	33	+
Reis, poliert	150 g	41	+
Reis, parboiled	150 g	41	+

Reisnudeln, fertig zubereitet		200 g	50	+
Ravioli, mit Tomatensauce	1 Stück	25 g	4	+
Spaghetti, á la Carbonara		250 g	85	0

BACKZUTATEN

Backaroma	1 Fläschchen	2 ml	0	0
Backoblate	1 Oblate	1 g	1	+
Backpulver	1 Päckchen	17 g	6	0
Gelatine	6 Blatt	12 g	0	0
Hefe, Bäckerhefe	1 Würfel	42 g	1	+
Semmelbrösel	1 EL	10 g	7	+
Tortenguss, klar, rot, Dr. Oetker	1 Päckchen	12 g	9	+
Trockenbackhefe	1 Päckchen	7 g	2	+

GLUTENFREIE PRODUKTE

Chicken Fingers, Dr. Schär		100 g	18	+
Fischstäbchen, bofrost*free	1 Stück	30 g	5	+
Fish Fingers, Dr. Schär	1 Stück	30 g	4	0
Grissini, Dr. Schär	1 Stück	5g	4	0
Helle Mehlmischung, 3Pauly		20 g	16	+
Knäckebrot, Dr. Schär		12 g	8	+
Kuchen & Kekse, Dr. Schär		20 g	17	+
Lasagneblätter, 3Pauly		50 g	39	+
Lasagneplatten, Dr. Schär		50 g	38	+
Mais-Flips mit Käsegeschmack, Hammermühle		30 g	22	0
Mehl, Dr. Schär		20 g	17	+
Mehl-Mix rustikal, Hammermühle		20 g	16	+
Mehl-Mix, hell, Hammermühle		20 g	16	+
Mini-Maiswaffeln, Olivenöl, biozentrale		30 g	19	0
Snack Ecken Sour Cream, 3Pauly		50 g	28	+
Spaghetti, Bandnudeln, Rigatoni, 3Pauly		50 g	41	+

FISCH UND MEERESFRÜCHTE

Aal, Flussaal		150 g	0	0
Aal, geräuchert		50 g	0	0

Anchovis, Sardellen, gesalzen	1 Stück	5 g	0	0	(
Austern, ausgelöst		100 g	5	0	(

FISCH UND MEERESFRÜCHTE

Lebensmittel	Portion	g	KH	Z	B
Bachsaibling, geräuchert		100 g	0	0	0
Bachsaibling, ohne Fett gebraten		180 g	0	0	0
Barsch		150 g	0	0	0
Brasse		150 g	0	0	0
Brosme, Lumb		150 g	0	0	0
Bückling, geräuchert	1/2 Fisch	125 g	0	0	0
Butterfisch		150 g	0	0	0
Dorade royal, Goldbrasse		150 g	0	0	0
Dorschleber, Konserve, Larsen (Pure)		100 g	0	0	0
Felchen, Renke		150 g	0	0	0
Flunder		150 g	0	0	0
Flunder, geräuchert		50 g	0	0	0
Flusskrebs, ausgelöst		100 g	1	0	0
Forelle		150 g	0	0	0
Forelle, geräuchert, Konserve, Larsen (Pure)		100 g	0	0	0
Forellenfilet, geräuchert		100 g	0	0	0
Forellenkaviar, gesalzen	1 TL	10 g	0	0	0
Garnelen, Kräuter-Knoblauch, TK, Costa		100 g	0	0	0
Goldbarsch, Rotbarsch		150 g	0	0	0
Goldlachs, gebraten		180 g	0	0	0
Hai		150 g	0	0	0

Hecht		150 g	0	0	0
Heilbutt, geräuchert		50 g	0	0	0
Heilbutt, schwarz		150 g	0	0	0
Heilbutt, weiß		150 g	0	0	0
Hering		150 g	0	0	0
Hering, gebraten		180 g	0	0	0
Hering, gesalzen		80 g	1	0	0
Heringsrogen		150 g	0	0	0
Heringssalat mit Rote Bete		80 g	7	0	1
Heringssalat, mit Dill und Gurke, Friesenkrone		100 g	7	0	1
Hummer, ausgelöst		100 g	1	0	0
Jakobsmuscheln, ausgelöst		100 g	6	0	0
Kabeljau, Dorsch		150 g	0	0	0
Kabeljau,gedünstet		180 g	0	0	0
Karpfen		150 g	0	0	0
Katfisch, Seewolf, Steinbeißer		150 g	0	0	0
Katfisch, Steinbeißer, geräuchert		100 g	0	0	0
Kaviar, Dorsch (Kaviarersatz)	1 TL	80 g	0	0	0
Kaviar, echt (russischer Kaviar)	1 TL	5 g	0	0	0
King Prawns, gewürzt á la Provencal, Atka, Aldi Süd		50 g	0	0	0
Knurrhahn, rot		150 g	0	0	0
Krabben, Garnelen, ausgelöst		100 g	1	0	0
Krabben, Konserve		5 g	1	0	0
Lachs		150 g	0	0	0
Lachs, geräuchert		50 g	0	0	0
Lachs, graved Lachs, gesalzen, mit Dill		50 g	3	0	0
Lachs, in Öl, Konserve		100 g	0	0	0
Lachsforelle, geräuchert		125 g	0	0	0
Lachskaviar, Brotaufstrich, Monolith		100 g	2	0	0
Languste		100 g	1	0	0

Lengfisch, Leng		150 g	0	0	0
Makrele		150 g	0	0	0

FISCH UND MEERESFRÜCHTE

Lebensmittel	Portion	g	KH	Z	B
Makrele, geräuchert		125 g	0	0	0
Makrele, in Öl, Konserve, Larsen		50 g	0	0	0
Makrelenfilets geräuchert, Pfeffer, Konserve, Larsen		100 g	0	0	1
Makrelenfilets, Pfeffer, Konserve, Appel	1 Dose	100 g	0	0	1
Matjesfilet	1 Filet	190 g	1	0	0
Meeräsche		150 g	0	0	0
Miesmuscheln, ausgelöst		100 g	2	0	0
Muscheln, geräuchert, Konserve, Larsen (Pure)		100 g	0	0	0
Nordseegarnelen, ausgelöst		100 g	0	0	0
Pangasius		150 g	0	0	0
Red Snapper		150 g	0	0	0
Riesengarnelen, King Prawns, ausgelöst		100 g	1	0	0
Rotbarsch, Goldbarsch, geräuchert		50 g	0	0	0
Rotzunge, Limande		150 g	0	0	0
Sardellen, eingelegt in Essig		80 g	0	0	0
Sardellenfilets, gerollt, mit Kapern		10 g	0	0	0
Sardellenfilets, gesalzen, in Öl		10 g	0	0	0
Sardine		150 g	0	0	0
Sardine, Ölsardine, abgetropft		25 g	0	0	0
Sardinen „Madeleine grün", Konserve, Appel	1 Dose	105 g	1	0	0
Schellfisch		150 g	0	0	0
Schellfisch, geräuchert		50 g	0	0	0
Schillerlocke		100 g	0	0	0
Schleie		150 g	0	0	0

Schnecken, ausgelöst	100 g	2	0	0
Scholle	150 g	0	0	0
Scholle,gedünstet	180 g	0	0	0
Schwertfisch	150 g	0	0	0
Seehecht	150 g	0	0	0
Seelachs, Alaska Pollack, Alaska Seelachs	150 g	0	0	0
Seelachs, geräuchert	50 g	0	0	0
Seelachs, in Öl, Lachsersatz, abgetropft	50 g	0	0	0
Seelachs, Köhler	150 g	0	0	0
Seelachsschnitzel, mildgesalzen, Friesenkrone	100 g	0	0	0
Seeteufel, Anglerfisch	150 g	0	0	0
Seezunge	150 g	0	0	0
Sprotte, geräuchert, Kieler Sprotte	50 g	0	0	0
Sprotten, geräuchert, in Pflanzenöl, Monolith	100 g	0	0	0
Steinbutt	150 g	0	0	0
Stint	150 g	0	0	0
Stockfisch, Kabeljau, Schellfisch, getrocknet	50 g	0	0	0
Thunfisch	150 g	0	0	0
Thunfisch, in Öl	50 g	0	0	0
Thunfisch, in Öl, abgetropft	50 g	0	0	0
Thunfisch, in Wasser, abgetropft	50 g	0	0	0
Tintenfisch	100 g	0	0	0
Tintenfisch, in Bierteig, ausgebacken	250 g	23	+	1
Wels, Waller	150 g	0	0	0
Zander	150 g	0	0	0

FLEISCH UND GEFLÜGEL

Bries, Thymus (Kalb)	125 g	0	0	0
Ente	125 g	0	0	0
Fasan	125 g	0	0	0

FLEISCH UND GEFLÜGEL

Lebensmittel	Portion	g	KH	Z	E
Gans		125 g	0	0	0
Gans, Leber		125 g	6	0	0
Hasenfleisch		125 g	0	0	0
Hirschfleisch		125 g	0	0	0
Huhn, Brustfilet, ohne Haut		125 g	0	0	0
Huhn, Flügel, mit Haut, ohne Knochen		125 g	0	0	0
Huhn, Hähnchen		125 g	0	0	0
Huhn, Herz		125 g	1	0	0
Huhn, Leber		125 g	2	0	0
Huhn, Magen		125 g	1	0	0
Huhn, Schenkel, Keule, mit Haut, ohne Knochen		125 g	0	0	0
Huhn, Suppenhuhn		125 g	0	0	0
Kalb, Herz		125 g	0	0	0
Kalb, Hirn		125 g	1	0	0
Kalb, Leber		125 g	5	0	0
Kalb, Lunge		125 g	0	0	0
Kalb, Milz		125 g	0	0	0
Kalb, Niere		125 g	1	0	0
Kalb, Zunge		125 g	2	0	0
Kalbfleisch, Brust		125 g	0	0	0
Kalbfleisch, Bug, Schulter		125 g	0	0	0
Kalbfleisch, Filet		125 g	0	0	0
Kalbfleisch, Haxe		125 g	0	0	0
Kalbfleisch, Keule		125 g	0	0	0
Kalbfleisch, Kotelett		125 g	0	0	0
Kalbfleisch, Muskelfleisch, mager		125 g	0	0	0
Kalbfleisch, Nacken		125 g	0	0	0
Kalbfleisch, Schnitzel		125 g	0	0	0
Kaninchenfleisch, Hauskaninchenfleisch		125 g	0	0	0
Kaninchenfleisch, Wildkaninchen		125 g	0	0	0
Kutteln, Rind		125 g	0	0	0
Lammfleisch, Brust		125 g	0	0	0
Lammfleisch, Bug, Schulter, mittelfett		125 g	0	0	0
Lammfleisch, Filet		125 g	0	0	0

Lammfleisch, Keule, mittelfett	125 g	0	0	0
Lammfleisch, Kotelett	125 g	0	0	0
Lammfleisch, Rücken	125 g	0	0	0
Perlhuhn	125 g	0	0	0
Pferdefleisch	125 g	1	0	0
Pute, Brust, Schnitzel	125 g	0	0	0
Pute, Keule	125 g	0	0	0
Pute, Leber	125 g	1	0	0
Pute, Truthahn	125 g	0	0	0
Rebhuhn	125 g	0	0	0
Rehfleisch, Keule	125 g	0	0	0
Rehfleisch, Rücken	125 g	0	0	0
Rind, Herz	125 g	1	0	0
Rind, Leber	125 g	7	0	0
Rind, Zunge	125 g	5	0	0
Rindermark	100 g	0	0	0
Rindfleisch, Brust	125 g	0	0	0
Rindfleisch, Filet	125 g	0	0	0
Rindfleisch, Hals, Kamm	125 g	0	0	0
Rindfleisch, Keule	125 g	0	0	0

FLEISCH UND GEFLÜGEL

Lebensmittel	Portion	g	KH	Z	E
Rindfleisch, Muskelfleisch, Hüfte, Wade, mager		125 g	0	0	0
Rindfleisch, Ochsenschwanz		125 g	0	0	0
Rindfleisch, Roastbeef, Lende		125 g	0	0	0
Rindfleisch, Roulade		125 g	0	0	0
Rindfleisch, Schulter, Bug		125 g	0	0	0
Rindfleisch, Steak		125 g	0	0	0
Schwein, Herz		125 g	1	0	0
Schwein, Hirn		125 g	1	0	0
Schwein, Leber		125 g	1	0	0
Schwein, Zunge		125 g	1	0	0
Schweinefleisch, Backe		125 g	0	0	0
Schweinefleisch, Bauch		125 g	0	0	0
Schweinefleisch, Brust, Dicke Rippe, Brustspitz		125 g	0	0	0
Schweinefleisch, Eisbein, Haxe		125 g	0	0	0
Schweinefleisch, Filet		125 g	0	0	0

Schweinefleisch, Kamm, Nacken		125 g	0	0	0
Schweinefleisch, Keule		125 g	0	0	0
Schweinefleisch, Kotelett		125 g	0	0	0
Schweinefleisch, Muskelfleisch (ohne Fett)		125 g	0	0	0
Schweinefleisch, Schnitzel		125 g	0	0	0
Schweinefleisch, Schulter, Bug		125 g	0	0	0
Schweinefleisch, Steak		125 g	0	0	0
Strauß		125 g	0	0	0
Taube, Fleisch mit Haut		125 g	0	0	0
Wachtel, Fleisch mit Haut		125 g	0	0	0
Wildente		125 g	0	0	0
Wildschweinfleisch, Keule		125 g	0	0	0
Ziegenfleisch		125 g	0	0	0

FLEISCHGERICHTE UND WURSTWAREN

Bockwurst		115 g	+	+	+
Blutwurst, Rotwurst, Thüringer Art		30 g	+	+	+
Bauernbratwurst, Polnische		150 g	+	+	+
Bierwurst		30 g	+	+	+
BiFi Mini-Salami, Original		25 g	+	+	+
Bratwurst, fein		150 g	+	0	0
Bratwurst, grob		150 g	+	0	0
Brühwürstchen		100 g	+	0	+
Bündner Fleisch, Rinderschinken, Rauchfleisch		30 g	0	0	0
Cervelatwurst		30 g	+	0	+
Cevapcici	1 Stück	30 g	+	+	+
Corned Beef, amerikanisch		30 g	0	0	0
Corned Beef, deutsch		30 g	+	+	+
Currybratwurst		150 g	+	0	0
Feine Teewurst, Du darfst		25 g	+	+	+
Fleischbrühe		125 ml	+	+	+
Fleischkäse, gebraten		200 g	+	0	0
Fleischkäse, Kalbskäse		30 g	+	+	+
Fleischwurst		30 g	+	0	0
Fleischwurst, Jubiläums-Schinkenfleischwurst, Herta		40 g	+	+	+
Fleischwurst, Saftige Geflügelfleischwurst,		40 g	+	+	+

Herta						
Frankfurter Rindswurst	1 Stück	150 g	+	+	0
Frankfurter Würstchen	1 Paar	100 g	+	+	+
Frikadellen		150 g	11	0	+

FLEISCHGERICHTE UND WURSTWAREN

Lebensmittel	Portion	g	KH	Z	E
Frühstücksfleisch, Luncheon Meat		30 g	+	+	+
Gänseleberpastete		25 g	1	+	+
Gefüllte Paprika mit Schweinehackfleisch		250 g	16	0	+
Gelbwurst, Hirnwurst		30 g	+	0	0
Hackbraten		200 g	10	0	0
Hackfleisch, Rind/Schwein gemischt		100 g	+	+	0
Hackfleisch, Rinderhackfleisch		100 g	+	+	0
Hackfleisch, Schweinehackfleisch		100 g	0	0	0
Hähnchen, gegrillt		250 g	0	0	0
Hähnchen, Hähnchenflügel, gegrillt		100 g	8	0	0
Hähnchen, Hähnchenkeule, gegrillt		100 g	0	0	0
Hähnchenbrust natur, Finesse, Herta		20 g	+	+	+
Jagdwurst		30 g	+	+	+
Kalbsleberwurst		30 g	1	0	0
Kalbsleberwurst, Diät Kalbsleberwurst, becel		30 g	1	+	+
Kalbsleberwurst, Leichte Kalbsfleisch-Leberwurst, delikat gewürzt, Herta		25 g	+	+	+
Kasseler Wurst		30 g	0	0	0
Kasseler, gekocht		125 g	0	0	0
Knacki 6er, Herta		33 g	+	+	+
Knackwurst		100 g	+	+	+
Knoblauchwurst, Herta		40 g	+	+	+
Königsberger Klopse, mit Sauce		80 g	3	+	+

Krakauer Wurst	30 g	+	+	+
Landjäger	100 g	+	0	0
Leberkäse	90 g	+	+	+
Leberkäse	30 g	+	0	0
Leberwurst, Feine Leberwurst, Weight Watchers	25 g	+	+	0
Leberwurst, Grobe Leberwurst, Herta	25 g	+	+	+
Leberwurst, Hausmacher Art	30 g	+	0	0
Lyoner	30 g	+	+	+
Mettwurst, Braunschweiger	100 g	+	+	+
Mortadella	30 g	+	+	+
Nürnberger Würstchen	150 g	2	0	+
Parmaschinken	30 g	0	0	0
Pastirma (Rindfleisch, getrocknet), Baktat	30 g	1	+	+
Pfälzer Saumagen	30 g	2	+	+
Plockwurst	30 g	+	+	+
Putenbrust	30 g	+	+	+
Putenbrust, Finesse, hauchzart mit Honig, Herta	20 g	+	+	+
Putenbrust, Finesse, raffiniert gegrillt	20 g	+	+	+
Putenbrustfilet, Weight Watchers	27 g	+	+	+
Putenschnitzel, natur, gebraten	175 g	0	0	0
Ragout fin	125 g	4	+	+
Regensburger Wurst	70 g	+	+	+
Rindersteak, mit Kräuterbutter	200 g	+	0	0
Rindfleischsülze	100 g	+	+	+
Salami, Baguettesalami, Du darfst	20 g	+	+	+
Salami, Edel-Salami, Herta	20 g	+	+	+
Salami, mild, Finesse, Herta	20 g	+	0	+
Salami, Putensalami, Weight Watchers	20 g	+	+	+
Schinken gegrillt, Finesse, Herta	20 g	+	+	+
Schinken mit Belem-Pfeffer, Finesse, Herta	20 g	+	+	+
Schinken, Farmer Schinken „Virginia", Finesse, Herta	25 g	+	+	+
Schinken, gekocht	30 g	+	+	0

FLEISCHGERICHTE UND WURSTWAREN

Lebensmittel	Portion g	KH	Z	E
Schinken, roh, geräuchert	30 g	0	0	0
Schinken, Röstschinken, würzig, Herta	20 g	+	+	+
Schinkenspeck	30 g	0	0	0

Schinkenwurst	30 g	+	+	+
Schwartenmagen, Presswurst, rot	30 g	+	+	+
Schweineschnitzel, natur, gebraten	200 g	0	0	0
Speck, Rückenspeck, fett	30 g	0	0	0
Sülzwurst	30 g	+	+	+
Teewurst, Diät, becel	25 g	+	+	+
Trüffelleberwurst	30 g	+	+	+
Wiener Würstchen	70 g	+	+	+
Würstchen im Schlafrock	125 g	18	0	1
Zarte Hähnchenbrust, Herta	20 g	+	+	+
Zungenwurst	30 g	+	+	+
Zwiebelwurst	30 g	+	+	+

FLEISCHERSATZPRODUKTE

Knackies aus Seitan, Alnatura	100 g	6	0	1
Mortadella, Aufschnitt, Eden	100 g	1	0	5
Tofu Bio, geräuchert	100 g	3	+	1

EIER

Entenei		60 g	+	+	0
Hühnereigelb		20 g	+	+	0
Hühnereiweiß		30 g	+	+	0
Wachtelei		9 g	+	+	0
Rührei	2 Eier	120 g	+	+	0
Russische Eier, mit Frischkäse und Kräutern	1 Ei	60 g	3	0	0
Spiegelei	1 Ei	60 g	+	+	0

FERTIGGERICHTE

Fleischkügeli, Maggi (Schweiz)		21 g	13	+	1
Geschmortes Schweinefleisch in Stücken, Monolith		100 g	1	+	+
Hähnchenbrustfilet, unpaniert, TK, Eismann		100 g	1	+	1
Königsberger Klopse (Konserve)	2 Stück	100 g	3	+	+
Markklößchen (Konserve)	1 Stück	25 g	6	+	+
Rindfleisch im Aufguss, Monolith		100 g	+	+	0
Schnitzel Wiener Art, Findus (Schweiz)		140 g	31	+	1
Schweinefleisch, geschmort, in Stücken, Monolith		100 g	0	0	0
Schweineschnitzel natur, Dörffler		160 g	0	0	0
Schweinshaxe, Münchner, gegrillt, TK, bofrost		250 g	0	0	0
Backteig-Tintenfischringe, TK, bofrost		140 g	27	0	2
Calamares im Backteig, TK, iglo		125 g	24	0	2
Fischstäbchen, paniert, gebraten	1 Stück	30 g	4	0	0
King Prawns (extra große Garnelen), TK, Costa		85 g	0	0	0
Schlemmerfilet Bordelaise, Findus (Schweiz)		200 g	12	0	0
Schollenfilets Sylter Art MSC, TK, Costa		125 g	23	0	1
Seemuscheln natur, Miesmuschel, TK, Costa		200 g	2	0	0
Crack frites mit Knusperkruste, Findus (Schweiz)		100 g	25	+	3
Pommes frites, Burger King	1 mittlere Portion	116 g	43	+	4

Pommes frites, McDonalds	1 mittlere Portion	114 g	41	0	4
Chicken Mc Nuggets 6 Stück, Mc Donalds	6 Stück	107 g	19	0	1

FERTIGGERICHTE

Pizza Teig rund, Buitoni (Schweiz)		65 g	30	+	1

BRÜHEN UND SUPPEN

Lebensmittel	Portion	g	KH	Z	B
Bio Gemüsebrühe, Aldi Süd		250 ml	2	+	0
Bio Gemüsebrühe, Natur Pur, Maggi		250 ml	1	+	0
Bio Hühnerbrühe, Alnatura		250 ml	3	+	0
Bio Hühnerbrühe, Natur Pur, Maggi		250 ml	2	+	0
Brühwürfel, Maggi		250 ml	+	0	0
Deftiger Schnittbohneneintopf, TK, Eismann		400 g	22	+	6
Gekörnte Brühe, Maggi		250 ml	+	0	0
Klare Gemüsebrühe, Maggi		250 ml	+	0	0
Klare Hühner Suppe Extra, Maggi		250 ml	1	0	0
Rindsbouillon, Knorr		250 ml	1	+	0
Wellness Fleisch-Bouillon (Würfel), Maggi (Schweiz)		250 ml	2	+	0

FERTIGSAUCEN, GEWÜRZE UND HILFSMITTEL

Aci Biber Sosu, feurig scharfe Paprikasoße, Sera		30 g	2	0	0
Knoblauchsauce	1 EL	15 ml	1	0	+
Altmeister Kräuter, Standard Essig, Hengstenberg		10 ml	+	+	k.A.
Apfelessig, Hengstenberg		10 ml	+	+	k.A.
Aspikpulver		10 g	0	0	0
Bindobin, Tartex, Johannisbrotkernmehl	1 Messlöffel	1 g	+	+	1
Bratensauce, Maggi Meisterklasse		100 ml	4	+	+
Einmachhilfe, Gelier- und Dickungsmittel	1 Packung	2,5 g	+	+	2
Essig, Obst-/ Weinessig		15 ml	+	+	0

Geflügelsauce, Kochgenuss Pur, Maggi		100 ml	4	0	+
Kapern, eingelegt (in Wasser und Essig)		15 g	+	0	1
Kartoffelstärke		20 g	17	0	+
Knoblauch, frisch	1 Zehe	5 g	1	+	+
Knuspriges Brathähnchen, Knorr		218 g	5	+	+
Maggi Würze	ca. 10 Spritzer	ca. 1 g	+	+	0
Mayonnaise mit Olivenöl, Thomy (Schweiz)		15 g	+	+	+
Mayonnaise, 80 % Fett		15 ml	+	0	0
Meerrettich, frisch gerieben		5 g	1	+	+
Meerrettichsauce		15 ml	1	+	+
Meersalz mit Jod und Fluor, Schneekoppe		2 g	0	0	k. A.
Nestargel	1 Messlöffel	1 g	+	+	1
Oliven, grün, eingelegt	1 Olive	5 g	+	+	+
Oliven, schwarz, eingelegt	1 Olive	5 g	+	+	+
Pektin		1 g	+	+	+
Pfeffer, grün		2 g	0	0	0
Puddingpulver	1 Packung	43 g	40	0	+
Remoulade, 50 % Fett	1 EL	15 ml	+	+	+
Saccharin, Süßstoff		6 g	0	0	0
Salz	1 Prise	2 g	0	0	0
Sauce Fondue, Cocktail Thomy (Schweiz)	1 EL	15 ml	+	+	+
Sauce Fondue, Tartare	1 EL	15 ml	+	+	+
Sauce Tartare	1 EL	15 ml	+	+	+
Schalotten, Eschalotte		10 g	+	+	+
Senf, mild, Thomy (Schweiz)		12 g	+	+	+
Tabascosauce	1 Spritzer	1 g	0	0	0
Tafelsüße Classic Tabletten, Natreen	1	Tablette	0	0	0
Tafelsüße Stevia Tabletten, Natreen	1	Tablette	0	0	0
Tatli Biber Salcasi (Paprikamark), mild, Sera	1 EL	10 g	2	0	0
Thomynaise extra light, ohne Cholesterol	1 EL	15 ml	1	+	+

FERTIGSAUCEN, GEWÜRZE UND HILFSMITTEL

Lebensmittel	Portion	g	KH	Z	B
Thomynaise extra light, Thomy (Schweiz),		15 ml	1	+	+
Worcestershiresauce	10 Tropfen	5 ml	+	+	+
Zitronensaft		5 g	+	+	+

SNACKS & SÜSSES

Atemgold, Storck, zuckerfrei	1 Stück	5 g	5	+	k.A.
Buchweizen, geröstet, Monolith		30 g	21	0	+
Crunchips, Paprika light, Lorenz		30 g	17	+	2
Crunchips, Paprika, Lorenz		30 g	15	+	1
Dinkel Roasties Barbecue, Erbacher		30 g	17	+	1
Dinkel Roasties Paprika, Erbacher		30 g	17	+	2
Erdnussflips, Erdnusslocken		25 g	11	+	1
Kartoffelchips, natur	ca. 10 Stück	15 g	7	+	1
Käsewürfel		30 g	0	0	0
Kräcker	4 Stück	20 g	15	+	1
Maiswaffeln, biozentrale		25 g	22	+	+
Maiswaffeln, Mini-Maiswaffeln Rosmarin		25 g	16	+	1
Pom-Bär, Original		30 g	18	+	k.A.
Pringles, Kartoffelchips, Original		30 g	15	+	1
Reiswaffeln Meersalz, biozentrale		25 g	20	+	1
Salzstange, Salzbrezel	ca. 10 Stück	20 g	15	+	+
Sticks, funny-frisch		30 g	22	+	1
Tortilla Chips Paprika, biozentrale		30 g	20	+	1
Werther's Original Minis zuckerfrei	1 Stück	3 g	3	+	+

KAFFEE, TEE UND KAKAO

Arizona Green Tea, Lemon Tea, Arizona Europe		250 ml	24	0	0
Bohnenkaffee, mit Milch		100 ml	+	+	0
Bohnenkaffee, ohne Milch		100 ml	+	+	0
Cailler Cuisine Kakao, Pulver, Nestlé (Schweiz)		17 g	2	+	6
Caro Extra kräftig, Nestlé		120 ml	2	+	+
Caro Malzkaffee, Nestlé		120 ml	2	+	+
Caro Original, Nestlé		120 ml	2	+	+
Eistee, Zitrone, Natreen		250 ml	+	+	+
Espresso		30 ml	0	0	0
Früchte-, Kräutertee		150 ml	+	0	0
Instantkaffee, ohne Milch		100 ml	+	+	0
Kaffeesahne, 20 % Fett	1 TL	6 g	+	+	0
Kaffeesahne, 30 % Fett	1 TL	6 g	+	+	0
Kakaogetränk classico, McDonalds	1 Becher	200 ml	22	0	1
Kakaopulver, entölt	1 TL	5 g	1	+	1
Kathreiner Kneipp Malzkaffee, Nestlé		150 ml	1	+	+
Linde's Kornkaffee, Nestlé		150 ml	1	+	+
Lipton Ice Tea, Ice Tea Sparkling Zero, Pepsico		250 ml	0	0	0
Nescafé Dolce Gusto, Caffè Crema Grande, Nestlé		200 ml	1	+	+
Nescafé Dolce Gusto, Caffè Lungo, Nestlé		120 ml	+	+	+
Nescafé Dolce Gusto, Espresso, Nestlé		60 ml	+	+	+
Nescafé Pur, Classic entkoffeiniert, Nestlé		150 ml	+	+	1
Nescafé Pur, Classic, mild, Nestlé		150 ml	+	+	1
Nescafé Pur, Gold entkoffeiniert, Nestlé		150 ml	+	+	1
Nescafé Pur, Gold mild, Nestlé		150 ml	+	+	1
Nescafé Pur, Gold, Nestlé		150 ml	+	+	1
Nescafé Pur, Green blend, Nestlé		150 ml	+	+	1
Nescafé Pur, Sensazione Crema,		150	+	+	1

Nestlé					

KAFFEE, TEE UND KAKAO

Lebensmittel	Portion	g	KH	Z	B
Nescafé Pur, Typ Espresso, Nestlé		60 ml	+	+	1
Süßstoff		2 g	0	0	0
Tee, schwarz, ohne Zucker		150 ml	+	+	0
Zitronensaft	1 TL	5 g	+	+	+

ERFRISCHUNGSGETRÄNKE, FRUCHTSÄFTE UND WASSER

Acqua Panna		200 ml	0	0	0
Almdudler Zuckerfrei		200 ml	0	0	0
Apollinaris Classic, Medium		200 ml	0	0	0
Apollinaris Selection		200 ml	0	0	0
Bad Vilbeler Urquelle, spritzig		200 ml	0	0	0
Bonaqua Classic/Medium		200 ml	0	0	0
Christinen Brunnen		200 ml	0	0	0
Coca-Cola light, Coca-Cola		200 ml	+	0	0
Coca-Cola zero, Coca-Cola		200 ml	+	0	0
Contrex		200 ml	0	0	0
Dr. Pepper light, Orangina Schweppes (Schweiz)		200 ml	0	0	0
Elisabethen Quelle		200 ml	0	0	0
Evian		200 ml	0	0	0
Gerolsteiner Naturell		200 ml	0	0	0
Gerolsteiner, Sprudel / Medium		200 ml	0	0	0
Hassia Sprudel		200 ml	0	0	0
Henniez (Schweiz)		200 ml	0	0	0
Mezzo Mix Zero, Coca Cola		200 ml	+	+	0
Pepsi Light, Pepsi		200 ml	0	0	0
Perrier		200 ml	0	0	0
Powerade zero, Coca Cola	1/2 Flasche	250 ml	0	0	0
Pure Life, still		200 ml	0	0	0
Red Bull Energy Drink, Sugarfree		250 ml	0	0	0
Red Bull Energy Drink, Zero Calories		250 ml	0	0	0
Rentless, ohne Zucker, Coca-Cola		100 ml	0	0	0
Rhäzünser (Schweiz)		200 ml	0	0	0
Rosbacher klassisch		200 ml	0	0	0

S.PELLEGRINO		200 ml	0	0	0
Sanddorndicksaft, ungezuckert	1 EL	20 g	1	+	0
Sanddornsirup, gesüßt	1 EL	20 g	15	+	+
Sanddornsirup, ungesüßt	1 EL	20 g	1	+	+
Selters		200 ml	0	0	0
Seven Up, lemon, light, Pepsico		200 ml	0	0	0
Sprite Zero, Coca-Cola		200 ml	0	0	0
Staatl. Fachingen medium		200 ml	0	0	0
Trink-, Quellwasser, Natürliches Mineralwasser		200 ml	0	0	0
Valser Mineralquelle (Schweiz)		200 ml	0	0	0
ViO Still/Medium		200 ml	0	0	0
Vittel Mineralwasser Sport		200 ml	0	0	0
Volvic		200 ml	0	0	0

ALKOHOLISCHE GETRÄNKE

Altbier, 5 Vol.-%	330 ml	1	0	2
Sherry, süß, 19,5 Vol.-%	50 ml	3	0	+
Amaretto, 28 Vol.-%	20 ml	8	0	0
Apfelwein süß, 6 Vol.-%	200 ml	11	0	1
Apricot-Brandy, 35 Vol.-%	20 ml	7	0	+
Aquavit, 43 Vol.-%	20 ml	+	0	0

ALKOHOLISCHE GETRÄNKE

Lebensmittel	Porti on	g	K H	Z	B
Pina Colada		200 ml	12	0	1
Portwein i. D., 20 Vol.-%		50 ml	6	0	+
Radler alkoholfrei, max. 0,5 Vol.-%, Krombacher		330 ml	18	0	1
Radler, 2,5 Vol.-%, Krombacher		330 ml	13	0	1
Radler, alkoholfrei, 0 Vol.-%, Bitburger		330 ml	16	0	0
Roséwein, 11 Vol.-%		125 ml	3	0	+
Rotwein, leicht, 11,5 Vol.-%		125 ml	1	0	+
Rotwein, schwer, 13 Vol.-%		125 ml	3	0	+
Rum, 54 Vol.-%		20 ml	0	0	0
Rum, 65 Vol.-%		20 ml	0	0	0
Sambuca Extra, Molinari, 40 Vol.-%		20 ml	7	0	0
Sekt mit Orangensaft		100 ml	6	+	+
Sekt, süß, 10 Vol.-%		100 ml	5	0	+
Sekt, trocken, 12,5 Vol.-%		100 ml	5	0	+
Sekt, trocken, 12,5 Vol.-%		200 ml	10	0	+
Sherry, medium, 18,5 Vol.-%		50 ml	2	0	+
Sherry, trocken, 20 Vol.-%		50 ml	1	0	+
Weinbrand, 38 Vol.-%		20 ml	+	0	0
Weinschorle, 5 Vol.-%		250 ml	3	0	+
Weißbier, Weizenbier, 5,3 Vol.-%		500 ml	1	0	1
Weißwein, Auslese, 10 Vol.-%		50 ml	3	0	+
Weißwein, halbtrocken, 11,5 Vol.-%		125 ml	1	0	+
Weißwein, lieblich, 10 Vol.-%		125 ml	7	0	+
Weißwein, trocken, 13 Vol.-%		125 ml	+	0	+

Wermut, Martini Vermouth Bianco, 15 Vol.-%	50 ml	8	0	0
Wermut, Martini Vermouth Rosso, 15 Vol.-%	50 ml	8	0	0
Wermut, Noilly Prat, 18 Vol.-%	50 ml	2	0	0
Wermut, süß, 15 Vol.-%	50 ml	7	0	+
Wermut, trocken (weiß), 17,5 Vol.-%	50 ml	5	0	+
Whiskey, Whisky, 45 Vol.-%	40 ml	+	0	0
Wodka, 40 Vol.-%	20 ml	0	0	0
Zwetschgenwasser, 40 Vol.-%	20 ml	0	0	0

Quellen:

www.figurbetont.com

https://www.figurbetont.com/wp-content/uploads/2014/11/Lebensmittel-ohne-Zucker.pdf?x71220

Haftungsausschluss

„Die Verwendung der Informationen in diesem Buch und die Umsetzung derselben erfolgt ausdrücklich auf eigenes Risiko. Der Autor kann für etwaige Unfälle und Schäden jeder Art, die sich bei der Zubereitung der Speisen ergeben, aus keinerlei Rechtsgrund die Haftung übernehmen. Haftungsansprüche gegen den Autor für Schäden jeglicher Art, die durch die Nutzung der Informationen in diesem Buch bzw. durch die Nutzung fehlerhafter und/oder unvollständiger Informationen verursacht wurden, sind ausgeschlossen. Folglich sind auch Rechts-und Schadenersatzansprüche ausgeschlossen. Der Inhalt dieses Werkes wurde mit größter Sorgfalt erstellt und überprüft. Der Autor übernimmt keine Gewähr und Haftung für die Aktualität, Korrektheit, Vollständigkeit und Qualität der bereitgestellten Informationen. Druckfehler können nicht vollständig ausgeschlossen werden. Weiterhin beruht der Inhalt dieses Werkes auf persönlichen Erfahrungen und Meinungen des Autors. Der Inhalt darf nicht mit medizinischer Hilfe verwechselt werden."

Impressum

1. Auflage

Kontakt: Karin Schartner-Schwaiger, Zaglausiedlung 24, 5600 St. Johann im Pongau
Covergestaltung: Anna Frei
Coverfoto: fiverr.com

30978639R00103

Printed in Poland
by Amazon Fulfillment
Poland Sp. z o.o., Wrocław